# 海外館藏中醫古籍珍善本輯存（第一編）

第十四册

劉金柱　羅　彬　主編

醫籍考（五）

廣陵書社

醫經醫理類

# 醫籍考（五）

卷四十五—五十四

〔日〕丹波元胤 編寫

# 醫籍考卷四十五

東都　丹波元胤紹翁　編

## 方論　二十三

### 王氏懷隱等太平聖惠方　舊作懷德訛今訂正

宋志一百卷

存

太宗御製序曰朕聞皇王治世撫念爲本法天地之覆載同日月以照臨行道德而和慘舒順寒暄而知盈縮上從天意下契群情同憚焦勞以從人欲乃朕之願也且夫人禀五常藥治百病能知疾之可否究藥之徵應者則世之良醫也至

如風雨有不節之勞喜怒致非理之患疾由斯作蓋自物情苟非窮達其源窺測其奥徒煩服食以養於壽命消息可保於長生矣自古同今多求攝治疾之間起積之於微勢兆已形求諸服餌方既弗善藥何救焉書曰藥不瞑眩厥疾弗瘳誠哉是言也且如人安之道經絡如泉或馳騁性情求類形體莫知傷敗致損壽齡蓋由血脉榮枯肌膚盛弱貪其嗜欲不利機關及至虛羸不防他故四時逆順六氣交爭賢者自知愚者求達是以聖人廣慈仁義愽愛源深故黄帝盡岐伯之談虢君信越人之術揆度者明於切脉指歸者探于幽玄論之則五音自和聽之則八風應律譬猶影響無不相從求

妙刪繁、備諸方册、討尋精要、演說無所不周、詮括簡編、探賾悉聞盡善、莫不考秘密、搜隱微、大矣哉、爲學乃至於此耶、則知天不愛其道、而道處其中、地不愛其寶、而寶含其內、夫醫者意也、疾生於內、藥調於外、醫明其理、藥効如神、觸類而生、參詳變易、精微之道、用意消停、執見庸醫、證候難曉、朕者自潛邸、求集名方、異術玄針、皆得其要、兼收得妙方千餘首、無非親驗、並有準繩、貴在救民、去除疾苦、并徧於翰林醫官院、各取到經手家傳應効藥方、合萬餘道、令尚藥奉御王懷隱等四人、較勘編類、凡諸論證、並該其中、品藥功効、悉載其內、凡候疾之深淺、先辯虛實、次察表裡、然可依方用藥、則無不

愈也、庶使天高地厚、明王道之化成、春往秋來、布群黎之大
惠、昔炎帝神農氏長於姜水、始教民播種、以省煞生、嘗味草
木、區別藥性、救夭傷之命、延老病之生、黔首日用而不知聖
人之至德也、夫醫道之難、昔賢猶病、設使誦而不能解、解而
未能別、別而未能明、明而未能盡、窮此之道者、其精勤明智
之士歟、朕尊居億兆之上、常以百姓為心、念五氣之或乖、恐
一物之失所、不盡生理、朕甚憫焉、所以親閱方書、俾令撰集
冀溥天之下、各保遐年、同我生民、躋於壽域、今編勒成一百
卷、命曰太平聖惠方、仍令雕刻印版、徧施華夷、凡爾生靈、宜
知朕意、

宋史本傳曰王懷隱、宋州睢陽人、初爲道士、住京城建隆觀、善醫診、太宗尹京、懷隱以湯劑祗事、太平興國初、詔歸俗、命爲尚藥奉御、三遷至翰林醫官使、三年、吴越遣子惟濬入朝、惟濬被疾、詔懷隱視之、初太宗在藩邸、暇日多留意醫術、藏名方千餘首、皆嘗有驗者、至是詔翰林醫官院、各具家傳經驗方以獻、又萬餘首、命懷隱與副使王祐、鄭奇、醫官陳昭遇參對編類、每部以隋太醫令巢元方病源候論冠其首、而方藥次之、成一百卷、太宗御製序、賜名曰太平聖惠方、仍令鏤板頒行天下、諸州各置醫博士掌之、懷隱被數年卒、

趙希弁曰、太平聖惠方一百卷、右太宗皇帝在潛邸日、多蓄

名方異術太平興國中內出親驗者千餘首乃詔醫官各上家傳方書命王懷隱王祐鄭彦陳昭遇校正編類各於編首著其疾證淳化初書成御製序引

陳振孫曰太平聖惠方一百卷太平興國七年詔醫官使尚藥奉御王懷隱等編集御製序文淳化三年書成

王應麟曰太宗留意醫術自潛邸得妙方千餘首太平興國三年詔醫官院獻經驗方合萬餘首集爲太平聖惠方百卷凡千六百七十門萬六千八百三十四首并序論惣目録每部以隋巢元方病源候論冠其首凡諸論證品藥功効悉載之目録一卷御製序淳化三年二月癸未賜宰相李昉參政

黃中流樞臣仲舒準五月己亥頒天下諸州置醫博士掌之

何氏希彭聖惠選方

藝文略六十卷

佚

蔡襄後序曰生者天地之德成者聖人之業運化流物隨之不遺生之理至矣推本興治安而有倫成之之道著矣是故作天下之美利者其聖人之事乎傳稱神農味百草皇帝錄內經以除民疾其術能死者生而夭者壽以言乎功雖大禹之疏濟水驅龍蛇湯武之用金革戡禍亂特救患於一時孰與無窮之賴乎故曰作天下之美利者皆聖人之事也宋當

天命出九州之人於火觱之中吹之濯之太宗皇帝平一字
内極所覆之廣又時其氣息而大蘇之乃設官賞金繒之利
購集古今名方與藥石診視之法國醫詮次類分百卷號曰
太平聖惠方詔頒州郡傳於吏民然州郡承之大率嚴管鑰
謹曝涼而已吏民莫得與其利焉閩俗左醫右巫疾家依巫
作祟而過醫之門十纔二三故醫之傳益少余治州之明年
議録舊所賜書以示於衆郡人何希彭者通方伎之學凡聖
惠方有異域瓌奇怪誕難致之物及金石草木得不死之藥
一皆致之酌其便於民用者得方六千九十六希彭謹舊註今上
御名自守爲鄉閭所信因取其本謄載於版列牙門之左右所

以導聖主無窮之澤，諭究于下，又曉人以依巫之謬，使之歸

經常之道，亦刺史之要職也。慶曆六年十二月八日，右正言

直史館、知軍州事、蔡某序。文集

亡名氏聖惠經用方

菘文畧一卷

佚

賈氏黄中神醫普救方

宋志一千卷目十卷

佚

宋史本傳畧曰：賈黄中字娲民，滄州南皮人，唐相耽四世孫

父玭字仲寶，晉天福三年進士，解褐，宋初爲刑部郎中，終水部員外郎，知浚儀縣，年七十卒。黄中幼聰悟，方五歲，玭每旦令正立，展書卷比之，謂之等身書，課其誦讀。六歲舉童子科，七歲能屬文，觸類賦詠。父常令蔬食，曰：俟業成，乃得食肉。十五舉進士，授校書郎、集賢校理，遷著作佐郎、直史館。建隆三年，遷左拾遺，歷左補闕。開寶八年，通判定州，判太常禮院。嶺南平，以黄中爲採訪使，廉直平恕，遠人便之。還奏利害數十事，皆稱旨。會克江表，選知宣州。太宗即位，遷禮部員外郎。太平興國二年，知昇州。丁父憂，起復視事。五年，召歸闕。有薦黄中文學高第，召試中書，拜賀部員外郎、知制誥。八年，與宋白、呂蒙正等、同知貢舉、遷司封郎中、充翰林學士、雍熙二年、又知貢舉、俄掌吏部選、端拱初、加中書舍人、二年、兼史館修撰、淳化二年、秋與李流並拜給事中參知政事、四年冬、與流並罷、守本官、明年知襄州、上言母老、乞留京、改澶州、至道初、遘疾、詔令歸闕、特拜禮部侍郎、代至、兼秘書監、黄中素嗜史籍、既居内閣、甚以爲慰、二年以疾卒、年五十六

又李宗訥傳曰、太平興國初、詔賈黄中集神醫普救方、宗訥暨劉錫吳淑呂文仲杜鎬舒雅皆預焉、

王應麟曰、太平興國六年十月丙戌、詔賈黄中等、於崇文院編録醫書、雍熙三年十月、纂成千卷、目録十卷、名神醫普救

方、御製序、
至道單方
佚
按右見于針灸資生經
陳氏蕘叟集驗方
一卷
佚
宋史本傳曰、陳蕘叟字唐夫、解褐光禄寺丞、直史舘、與省華
同日賜緋、遷祕書丞、久之、充三司河南東道判官、時宋亳陳
潁民饑、命蕘叟及趙況等、分振之、再遷工部員外郎、廣南西

路轉運使，嶺南風俗，病者禱神不服藥，堯叟有集驗方，刻石桂州驛。

王應麟曰：天禧二年八月丁未，內出陳堯叟所集方一卷示輔臣，上作序，紀其事，命有司刊板，賜廣南官，仍分給天下。玉海

郎氏簡集驗方

佚

宋志本傳曰：郎簡字叔廉，杭州臨安人，幼孤貧，借書錄之，多至成誦，進士及第，補試秘書省校書郎，知寧國縣，徙福清令，縣有石塘陂，歲久湮塞，募民浚築，溉廢田百餘頃，邑人為立生祠，調隨州推官，及引對，真宗曰：簡歷官無過，而無一人薦，

是必恬於進者，特改秘書省著作佐郎，知分宜縣，徙知竇州。縣吏死，子幼，贅婿僞爲券冒有其貲，及子長，屢訴不得直，乃訟于朝，下簡劾治，簡示以舊牘曰：此爾翁書耶？曰：然。又取僞券示之，弗類也，始伏罪。徙藤州，興學養士，一變其俗，藤自是始有舉進士者。通判海州，提點利州路刑獄，官罷，知泉州，累遷尚書度支員外郎、廣南東路轉運使，擢秘書少監，知廣州，捕斬賊馮佐臣，入判大理寺，出知越州，復歸判尚書刑部，出知江寧府，歷右諫議大夫、給事中，知揚州，徙明州，以尚書工部侍郎致仕，祀明堂，遷刑部，卒年八十有九，特贈吏部侍郎。簡性和易，喜賓客，即錢塘城北治園廬，自號武林居士，道引服餌、晚歲顏如丹、尤好醫術、人有疾、多自處方以療之、有集驗方數十、行于世、一日謂其子棨曰、吾退居十五年、未嘗小不懌、今意倦、豈不逝歟、就寢而絕、

錢氏惟演篋中方 舊闕撰人名氏

宋志一卷

佚

彭乘曰、錢文僖公集篋中方、蘇合香丸註云、此藥本出禁中、祥符中、嘗賜近臣、墨客揮犀

王氏袞博濟方

宋志三卷 讀書後志、作五卷、

未見

晁公武曰：王氏博濟方三卷，皇朝太原王衮撰。慶曆間因官滑臺，暇日出家藏七十餘方，擇其善者爲此書。名醫云其方用之無不効，如草還丹治大風，太乙丹治鬼胎，尤奇驗。文獻通考

○按今本讀書志失載。

陳振孫曰：王氏博濟方三卷，太原王衮撰，慶曆七年序。

四庫全書提要曰：博濟方五卷，宋王衮撰。衮太原人，其仕履未詳，惟郎簡原序稱其嘗爲錢塘酒官而已。此書諸家書目皆著録，惟宋史藝文志、陳振孫書録解題俱作三卷，晁公武讀書志作五卷，稍有不同，蓋三五字形相近，傳寫者有一譌

也公武又稱袞於慶曆間因官滑臺暇日出家藏七十餘方擇其善者爲此書名醫云其方用之無不效如草還丹治大風太乙丹治鬼胎尤奇驗今案袞自序有云鄉侍家君之任滑臺道次得疾遇醫之庸者誤投湯劑疾竟不瘳據此則官滑臺者乃袞之父而公武即以爲袞殊爲失考袞又言博採禁方逾二十載所得方論兆七千餘道因於中擇其尤精要者得五百餘首而公武乃云家藏七十餘方則又傳寫之誤也原書久無傳本惟永樂大典內載有其文袞輯編次共得三百五十餘方視袞序所稱五百首者尚存十之七謹分立三十五類依次排比從讀書志之目釐爲五卷其中方藥多

他書所未備，今雖不盡可施用，而當時實著有奇効，足爲醫家觸類旁通之助。惟頗好奇異，往往雜以方術家言，如論服杏仁，則云彭祖夏姬商山四皓煉杏仁爲丹，王子晉服四十年而騰空，丁令威服二十年而身飛，此類殊誕妄不足信。今故取服食諸法，編附卷末，以著其謬，俾讀者知所持擇焉。

慶曆善救方

家志一卷

佚

王安石後序曰：孟子云：先王有不忍人之心，斯有不忍人之政。臣某伏讀善救方，而竊歎曰：此可謂不忍人之政矣。夫君者，制命者也，推命而致之民者，臣也，君臣皆不失職，而天下受其治。方今之時，可謂有君矣，生養之德，通乎四海，至於蠻夷荒忽不救之病，皆思有以救而存之，而臣等雖賤，實受命治民，不推陛下之恩澤而致之民，則恐得罪於天下，而無所辭誅，謹以刻石，樹之縣門外左，令觀赴者自得而不求有司云。皇祐元年二月二十八日序。臨川文集

王應麟曰：慶曆八年二月癸酉，以南方病毒者乏方藥，爲頒善救方。

馬端臨曰：慶曆善救方一卷，兩朝藝文志云：詔以福州奏獄醫林士元藥下蠱毒人以獲全，録其方，令國醫類集附益八

年頒行、

周氏應簡要濟衆方 玉海曰、一云廣濟

宋志五卷

佚

宋史仁宗紀曰、皇祐三年五月乙亥、頒簡要濟衆方、命州縣長吏、按方劑救民疾、

蘇軾跋曰、先朝值夷狄懷服、兵革寢息、而又體質恭儉、在位四十有二年、宮室苑囿無所益、故民無暴賦而生齒歲登、壅田日廣、至於法令、則去苛慘、尚寬簡、守令則進柔民、退貪殘、牛酒以禮高年、粟帛以旌孝行、廣惠以廩惸獨、寬恤以省力

役除身丁之算、弛鹽榷之令、用能導迎休祥、年穀登衍、其裕民之德、固已浹肌膚、而淪骨髓矣、然猶慊然、憂下民之疾疹、無良劑以全濟、於是詔太醫集名方、曰簡要濟衆、凡五卷、三冊、鏤板摸印、以賜郡縣、俾人得傳錄、用廣拯療、意欲錫以康寧之福、躋之仁壽之域、已而縣與律令同藏、殆愈一紀、窮達之民、莫或聞知、聖澤壅而不宣、吏之罪也、乃書以方版、揭之通會、不獨流傳民間、痊痾愈疾、亦欲使人知上恩也、後之君子、儻不以爲誚、歲一檢舉之、使無遺毀焉、東坡大全集

王應麟曰、皇祐簡要濟衆方五卷、皇祐中、仁宗謂輔臣曰、外無善醫、其令太醫簡聖惠方之要者、頒下諸道、仍敕長吏拯

濟衆醫官便用應編三年頒行、

按弟堅曰、是書陳晃二氏並不著録、惟唐慎微劉完素書引之、而朝鮮國醫方類聚載藏府一類、其方出聖惠者、僅薑豉散酸棗人丸硇砂丸三方、餘皆彼書所無、不知何故也、平胃散一方、世爲出局方、不知其本於是書、自餘諸方亦多可資用者矣、

司馬氏光醫問

宋志七卷 蘇軾司馬温公行狀作七篇、

佚

葛氏懷敏神效備急單方

宋志一卷

佚

東都事略曰葛懷敏始以父蔭授西頭供奉官懷敏通時事善希合故多薦其才者嘗為益州路提點刑獄知隰莫保雄滄滁六州陝西用兵為涇原秦鳳經略安撫副使元昊寇鎮戎軍賊引兵僞遁懷敏遂率諸將趣定州環慶路都監劉賀以蕃兵五千與賊戰不勝而潰懷敏入保定川砦涇原鈐轄曹英又敗於砦之東北隅懷敏所部人奔駭懷敏為衆所擁幾蹂踐死輿至甕城乃蘇賊遂圍城懷敏與諸將謀趣鎮戎軍賊斷其歸路與諸將遇賊遂長驅直抵渭州初懷敏之除

鄜延也范仲淹言其怯懦不知兵遂徙涇原卒敗事奏至贈鎮西軍節度使謚曰忠愍

文氏彦博藥準

家志一卷

佚

自序曰余嘗苦頭眩治之多方彌歲不解會國醫龔世昌診脉問狀乃云鬲有寒痰久之使然非它苦也授余沓茸散并其方服未半劑而愈遂不復發余既神其効又觀其立方有法不與常類方用九物物别爲之解凡藥性之温寒味之甘辛并其主療略具於左雖簡而備使觀之者有據服之無疑

無疑有効、猶夫任人、各知其才之所長、用無疑事、罔不濟、乃知古之良醫治病、必考於本草而立方、方藥既精、厥疾必瘳、班固云、經方者、本草石之寒溫、原疾病之深淺、陶隱居云、道經載扁鵲數法、其用藥猶是本草家意、張仲景最爲衆方之祖、悉依本草、近世庸醫、鮮通本草、求其方藥之驗、固亦難矣、余嘉襲醫之方、專用本草之意、因采仲景并外臺千金及諸家經驗方、共若干、輒加註、傳于門內、以備處療、謂之藥準、以其依本草立方、則用之有準云、（文集）

陳振孫曰、藥準一卷、潞公文彥博寬夫撰、所集方總四十首、以爲依本草而用藥則有準、故以此四十方、爲處方用藥之

準也、

孫氏用和傳家秘寶方

家志五卷讀書後志作十卷、書録解題作三卷、

佚

趙希弁曰、孫尚秘寶十卷、右皇朝孫尚撰、呂惠卿帥邊日、尚之手在屬部、因取此書、刻板傳于世、

陳振孫曰、孫氏傳家秘寶方三卷、尚藥奉御太醫令孫用和集、其子殿中丞兆、父子皆以醫名、自昭陵迄於熙豐、無能出其右者、元豐八年、兆弟宰爲河東漕、屬呂惠卿帥并、從宰得其書、序而刻之、兆自言爲思邈之後、晁氏讀書志作孫尚秘

寶方凡十卷、

邵伯温曰、仁宗初納光獻皇后、后有疾、國醫不効、帝曰、后在家用何人醫、后曰、妾隨叔父官河陽、有疾、服孫用和藥輙効、尋召用和、服其藥果驗、自布衣除尚藥奉御、用和自此進用、用和本衛人、以避事客河陽、善用張仲景法治傷寒、名聞天下、二子奇、兆、皆登進士第、爲朝官、亦善醫、邵氏聞見録

劉氏元賓神巧萬全方 舊訛作劉元賓、

宋史十二卷

存

按是書輯在于醫方類聚中、弟堅嘗爲録出、跋曰、右宋

宋劉元賓子儀撰其方藥採之聖惠者十居七八多可施用其論説亦原本古人間加己見至如其舉傷寒各治辨中風諸證最爲賅備頗有發明柰何世久失傳元明諸家罕徵引者今檢醫方類聚中所載按條掇拾雖未復舊觀然大要略具矣仍謹依類排纂詳加訂正從宋史原目釐爲十二卷云

劉氏彝贛州正俗方

宋史二卷

佚

宋史本傳曰劉彝字執中福州人幼介特居鄉以行義稱從

胡瑗學，瑗稱其善治水，凡所立綱紀規式，彝力居多。第進士，爲邵武尉，調高郵簿，移朐山令，治簿書，恤孤寡，作陂池，教種藝，平賦役，抑姦猾，凡所以惠民者無不至，邑人紀其事，目曰治築。熙寧初，爲制置三司條例官屬，以言新法非便罷。神宗擇水官，以彝悉東南水利，除都水丞，久雨汴漲，議閉長城口，彝請但啓揚橋斗門，水即退。爲兩浙轉運判官，知虔州。俗尚巫鬼，不事醫藥，彝著正俗方以訓，斥淫巫三千七百家，使以醫易業，俗遂變。加直史館，知桂州。禁與交人互市，交趾陷欽廉邕三州，坐貶均州團練副使，安置隨州。久除名爲民，編隸涪州，從襄州。元祐初，復以都水丞召還，病卒于道，年七十。著

七經中義百七十卷，明善集三十卷，居陽集三十卷，
陳振孫曰：正俗方一卷，知虔州長樂劉彝執中撰，以虔俗信
巫無醫藥，集此方以教之。
沈氏揩良方
宋志十卷（讀書後志作十五卷）
佚
自序曰：予嘗論治病有五難，辨疾、治病、飲藥、處方、別藥，此五
也。今之視疾者，惟候氣口六脈而已。古之人視疾，必察其聲
音、顏色、舉動、膚理、情性、嗜好，問其所為，考其所行，已得其大
半，而又徧診人迎、氣口、十二動脈。疾發於五藏，則五色為之

應五聲為之變，五味為之偏，十二脈為之動，求之如此其詳，而然猶懼失之，此辨疾之難一也。今之治疾者，以一二藥書其服餌之節，授之而已。古以治疾者，先知陰陽運歷之變故，山林川澤之竅發，而又視其人老少肥瘠，貴賤居養，性術好惡，憂喜勞逸，順其所宜，違其所不宜，或藥或火，或刺或砭，或湯或液，矯易其故常，捭摩其性理，擣而索之，投幾順變，間不容髮。而又調其衣服，理其飲食，異其居處，因其情變，或治以天，或治以人。五運六氣，冬寒夏暑，暘雨雷雹，鬼靈厭蠱，甘苦寒溫之節，後先勝復之用，此天理也。盛衰強弱，五藏異稟，循其所同，察其所偏，不以此形彼，亦不以一人例衆人，此人事也、言不能傳之於書、亦不能喻之於口、其精過於承蜩、其察甚於刻棘、目不捨色、耳不捨聲、手不釋脈、猶懼其差也、捨藥遂去、而希其十全、不其難哉、此治疾之難二也、古之飲藥者、煮煉有節、飲啜有宜、藥有可以久煮、有不可以久煮者、有宜熾火、有宜溫火者、此煮煉之節也、宜溫宜寒、或緩或速、或乘飲食喜怒、而飲食喜怒為用者、有違飲食喜怒、而飲食喜怒為敵者、此飲啜之宜也、而水泉有美惡、操藥之人有勤惰、如此而責藥之不效者、非藥之罪也、此服藥之難三也、藥之單用為易知、藥之複用為難知、世之處方者、以一藥為不足、又以衆藥益之、殊不知藥之有相使者、相反者、有相合而性易者、方書雖有使佐畏惡之性、而古人所未言、人情所不測者、庸可盡哉、如酒於人、有飲之踰石而不亂者、有濡吻則顛眩者、漆之於人、有終日摶漉而無害者、有觸之則瘡爛者、焉知藥之於人、無似此之異者、此稟賦之異也、南人食豬魚以生、北人食豬魚以病、此風氣之異也、水銀得硫黃而赤如丹、得礬石而白如雪、人之欲酸者、無過於醋矣、以醋爲未足、又益之以橙、二酸相濟、宜其甚酸而反甘、巴豆善利也、以巴豆之利爲未足而又益之以大黄、則其利反折、蟹與柿嘗食之而無害也、二物相遇、不施踵而嘔、此色爲易見、味爲易知、而嘔利爲大變、故人人知之、至於相合而知他藏致他疾者、庸可易知耶如乳石之忌参朮觸者多死至於五石散則皆用参朮此古人處方之妙而世或未喻也此處方之難四也醫誠藝也方誠善也用之中節也而藥或非良奈何哉橘過江而爲枳麥得滋而爲蛾雞踰嶺而黑鸜鵒踰嶺而白月虧而蚌蛤消露下而蚊喙坼此形器之易知者也性豈獨不然乎予觀越人藝茶畦稻一溝一隴之異遠不能數步則色味頓殊况藥之所生秦越燕楚之相遠而又有山澤膏瘠燥溼之異稟豈能物物盡其所宜又素問說陽明在天則花實戕氣少陽在泉則金石失理如此之論採掇者固未嘗晰也抑又取之有早晚藏之有焙眼風雨燥濕動有槁暴今之處藥或有

惡火者必曰之而後咀然安知採藏之家不常烘煜哉又不能必此辨藥之難五也此五者大概而已其微至於言不能宣其詳至於書不能載豈庸庸之人而可以易言醫哉予治方最久有方之良者輙為疏之世之為方者稱其治效常喜過實千金肘后之類尤多溢言使人不復信予所謂良方者必目覩其驗始著於篇聞不預也然人之疾如向所謂五難者方豈能必良哉一覩其驗即謂之良殆不異乎刻舟以求遺劍者予所以詳著其狀於方尾疾者相似者庶幾偶值云爾篇無次序隨得隨註隨以與人拯道貴速故不暇完也沈括序

東都事略曰、沈括字存中、吳興人也、博覽古今、於書無所不
通、舉進士、爲揚州司理參軍、編校昭文館書籍、熙寧間、除太
子中允、爲檢正中書刑房公事、遷集賢校理、察訪兩浙農田
水利、遷太常丞、同修起居注、遼使報北虜將入寇、亟遣中貴
人取兩河民車、以爲戰備、民大驚擾、自宰執以下、言不便者
牆進、俱不省、一日括持筆立御坐側、神宗顧曰、卿知籍車之
事乎、括曰、未知車將何用、神宗曰、北虜以多馬取勝、唯車可
以當之、括曰、胡之來、民父子墳墓田廬、皆當棄去、復暇卹車
乎、朝廷姑籍其數、而未取何傷、神宗曰、卿言有理、何論者之
紛紛也、括曰、車戰之利、見於歷世、巫臣教吳子以車戰、遂伯

中國李靖用偏箱鹿角車以擒頡利臣但未知一事古人所謂輕車者兵車也五御折旋利於輕速今之民間輜車重大椎樸以牛挽之日不能行三十里少蒙雨雪則跬步不進故俗謂之太平車或可施於無事之日恐兵間不可用耳神宗益喜曰無人如此語朕者當更思之明日遂罷籍民車執政問括曰君以何術而立談罷此事上甚多太平車之說也括曰聖主可以理奪不可以言爭若車可用其敢以為非未幾以右正言知制誥察訪河北西路出使遼國使還以淮浙災傷為體量安撫使權三司使遷翰林學士括詣宰相吳充陳說免役事謂可變法令輕役依舊輸差御史蔡確論括非其

職而遽請變法括亦待罪求去確復言括詭求罷免有詔令
供職臣切惑焉且括謂役法可變何不言之於檢正察訪之
日而言之於翰林學士之時不言之於陛下而言之於執政
原括之意但欲依附大臣巧為身謀而已遂罷以集賢院學
士知宣州復龍圖閣待制召還知審官院復以言者罷知青
州尋知延州王師大舉伐西夏种諤帥師入銀夏州而不能
有明年括請城永樂命徐禧李舜舉計議邊事李稷主糧餉
遂城永樂距銀州五十里米脂五十里城成賜名銀州砦既
而賊二十萬重圍永樂城攻益急城陷於是漢番官二百三
十人兵萬二千三百人皆沒焉禧舜舉稷死之神宗以括始

議責爲均州團練副使隨州安置徙秀州復光祿卿分司南京以卒括嘗上熙寧奉元歷編修天下郡國圖著述頗多有春秋機括筆談行於世

趙希弁曰沈存中良方十五卷右皇朝沈括存中撰存中博學通醫術故類其經驗方成此書用者多驗或以蘇子瞻論醫藥雜說附之

靈苑方

宋志二十卷

佚

趙希弁曰靈苑方二十卷右皇朝沈括存中編本朝士人如

高若訥林億孫奇龐安常皆以善醫名世而存中尤善方書、
此中所載多可用、
劉昉曰、靈苑方、本方不載所作人姓名、

蘇沈良方

宋志十五卷、註曰、沈括蘇軾所著、書録解題作十卷、

存

趙希弁曰、蘇沈良方十五卷、右皇朝沈括通醫學、嘗集得効方成一書、後人附益以蘇軾醫藥雜説、故曰蘇沈、
陳振孫曰、蘇沈良方十卷、蘇者東坡沈即存中也、不知何人所録、其間辨雜舌沓一段、言靈苑所辨猶有未盡者、館閣書

目別有沈氏良方十五卷、蘇沈良方十五卷、而無靈苑方、

劉桂曰、蘇沈良方十卷、前有永嘉道士林靈素序、余家有宋刻本、竊意靈素在二公文集中、或雜記、或筆談等書、鈔出彙成一編、附託二公之盛名、以行其方耳、李東垣謂蘇沈良方、猶唐宋類詩、何也、蓋言不能詩者之集詩、猶不知方者之集方也、一詩之不善、止不過費紙而已、不致誤人、一方之不善、則其禍有不可勝言者矣、噫、後之集方書者、可愼之哉、續醫說

四庫全書提要曰、蘇沈良方八卷、宋沈括所集方書、而後人又以蘇軾之說附之者也、考宋史藝文志有括靈苑方二十卷、良方十卷、而別出蘇沈良方十五卷、註云、沈括蘇軾所著、

陳振孫書録解題有蘇沈良方十卷而無沈存中良方尤袤遂初堂書目亦同晁公武讀書志則二書並列而於沈存中良方下云或以蘇子瞻論醫藥雜説附之蘇沈良方下亦云括集得効方成一書後人附益以蘇軾醫學雜説附之者蓋晁氏所載良方即括之原本其云或以蘇子瞻論醫藥雜説附之者即指蘇沈良方由其書初尚並行故晁氏兩載其後附蘇説者盛行原本遂微故尤氏陳氏遂不載其原本今永樂大典載有蘇沈良方原序一篇亦括一人所作且自言予所作良方云云無一字及軾是後人增附之後併其標題追改也案明晁瑮寶文堂書目有蘇沈二内翰良方一部是正

嘉以前、傳本未絕、其後不知何時散佚、今據永樂大典所載、掇拾編次、釐爲八卷、史稱括於醫藥卜筭、無所不通、皆有所論著、今所傳括夢溪筆談、末爲藥議一卷、於形狀性味眞僞同異、辨別尤精、軾雜著、時言醫理、於是事亦頗究心、蓋方藥之事、術家能習其技、而不能知其所以然、儒者能明其理、而又往往未經試驗、此書以經効之方、而集於博通物理者之手、固宜非他方所能及矣、

程永培跋曰、沈氏良方、後人益以蘇氏之說、名之曰蘇沈良方、非當時合著之書也、余藏舊刻印本、書不列存中氏原序、而載有林靈素一叙、亦止論沈、未及蘇、其卷首一叙、兼及蘇

沈文頗拙蹇、不著作者姓名、蓋俗筆也、按永樂大典中、有蘇沈良方名目、蓋從宋史藝文志來者、則知合蘇沈、而傳於今日之本、約略宋末人爲之耳、又考宋史良方十卷、蘇沈良方十五卷、以藏本卷數較之、雖合沈氏、却雜以蘇説、若從蘇沈良方、則少五卷矣、豈在當時已散佚不全耶、其中誤字甚多、幾至不可讀、爲之訂正、然内證外證、婦人小兒、以至雜説、依稀略備、似非不全之本、蓋古人以醫卜爲賤術、作史者志方書、未必詳加考訂、即如劉涓子之鬼遺方論、宋史作鬼論、脱去遺方二字、則其他之疎略可知也、此書卷帙未符宋志、其間分合多寡、不可考矣、内中諸方、間已見之博濟靈苑諸書、卽其餘亦莫不應病神驗異常，至有不可以理測者，豈非龍宮之所授耶。今爲授梓，併補叙沈氏原叙一篇，熟讀五難，大有裨益。瘦樵程永培跋。

鮑廷博跋曰：良方託始於沈夢溪，迨宋南渡後，或益以東坡論說，而蘇沈之名著焉。元明以來，其傳漸寡。近年吳郡程君永培始出藏本授梓以行。會朝廷詔頒內殿聚珍版本於各直省，於是其書復大顯於世。顧殿本初頒，藏弆家爭先快覩，既不數，承領而程刻又不列坊肆，無以饜四方之求。傳因參合兩本，益廣其傳，上以仰副聖天子嘉惠藝林之至意，而程君沽人濟世之心，抑又推而廣之矣。殿本輯自永樂大典，大兼詳沈而略蘇、程刻較完而承訛襲謬、無從是正、往時程君過予、語次及之、若有歉然於中者、蓋慮其貽誤、較他書所繫尤重也、今證以殿本、盡刊其誤、其為愉快、當何如耶、刊成、謹冠提要於簡端、以還殿刻之舊、卷末仍先以程跋、用示不敢掠美之意、乾隆癸丑十月上浣四日、歙鮑廷博識於柳塘寓廬、

蘇氏軾聖散子方

讀書敏求記一卷

未見

自序曰、昔嘗覽千金方三建散云、風冷痰飲、癥癖瘤瘧、無所

不治而孫思邈特爲著論以謂此方用藥節度不近人情至於救急其驗特異乃知神物効靈不拘常制至理關感智不能知今僕所蓄聖散子殆此類耶自古論病唯傷寒最爲危急其表裏虚實日數證候應汗應下之法差之毫釐輒至不救而用聖散子者一切不問陰陽二毒男女相易狀至危急者連飲數劑即汗出氣通飲食稍進神宇完復更不用諸藥連服取差其餘輕者心額微汗止爾無恙藥性微熱而陽毒發狂之類入口即覺清涼此殆不可以常理詰也若時疫流行平旦於大釜中煮之不問老少良賤各服一大盞即時氣不入其門平居無疾能空腹一服則飲食倍常百疾不生眞

濟世之具，衛生之寶也。其方不知所從出，得之於眉山人巢君穀。穀多學好古，秘惜此方，不傳其子。余苦求得之。謫居黃州，比年時疫，合此藥散之，所活者不可勝數。巢始授余，約水傳人，指江水為盟。余竊隘之，乃以傳蘄水龐君安時。安時以善醫聞於世，又善著書，欲以傳後，故授之，且使巢君之名與此方同不朽也。文集

又後序曰：聖散子主疾，功効非一。去年春，杭之民病，得此藥全活者，不可勝數。所用此中下品藥，略計每千錢即得千服，由之積之，其利甚博。凡人欲施惠而力能自辦者，猶有所止，若合衆力，則人有善利，其行可久。今募信士就楞嚴院脩製

自立春後起施直至來年春夏之交有入名者經以施送本院昔薄拘羅尊者以訶梨勒施一病比丘故獲報身身常無衆疾施無多寡隨力助緣疾病必相扶持功德豈有限量仁者惻隱當崇善因吳郡陸廣秀才施此方并藥得之於智藏主禪月大師寶澤乃鄉僧也其陸廣見在京施用并藥在麥麯巷居住文集

朱子曰蘇軾字子瞻老蘇之長子中進士第再中制科優等事仁宗英宗神宗哲宗官至禮部尚書兼端明殿翰林侍讀二學士

葉夢得曰子瞻在黃州蘄州醫龐安常亦善醫傷寒得仲景

意蜀人巢穀出聖散子方初不見于世前醫書自言得之于
異人凡傷寒不問證候如何一以是治之無不愈子瞻奇之
爲作序比之孫思邈三建散雖安常不敢非也乃附其所著
傷寒　中天下信以爲然疾之毫釐不可差無過于傷寒用
藥一失其度則立死者皆是安有不問證候而可用者乎宣
和後此藥盛行于京師太學諸生信之尤篤殺人無數今醫
者悟始廢不用巢穀本任俠好奇從陝西將韓存寶出入兵
間不得志客黄州子瞻以故與之遊子瞻以穀奇俠而取其
方天下以子瞻文章而信其方事本不相因而趨名者又至
于忘性命而試其藥人之惑蓋有至是也避暑録話

陳言曰、此藥以治寒疫、因東坡作序、天下通行、辛未年、永嘉瘟疫、被害者不可勝數、往往頃時寒疫流行、其藥偶中、抑未知方土有所偏宜、未可考也、東坡便謂與三建散同類、一切不問、似太不近人情、夫寒疫亦能自發狂、蓋陰能發躁、陽能發厥、物極則變、理之常然、不可不知、三因方

俞弁曰、聖散子方、因東坡先生作序、由是天下神之、宋末辛未年、永嘉瘟疫、服此方被害者、不可勝紀、今閱葉石林避暑録云、宣和間、此藥盛行於京師、太學生信之尤篤、殺人無數、醫頓廢之、昔坡翁謫居黃州時、其地瀕江多卑濕、而黃之居人所感者、或因中濕而病、或因雨水浸淫而得、所以服此藥

而多効是以通行于世遺禍於無窮也弘治癸丑年吳中疫癘大作吳邑令孫磐令醫人修合聖散子遍施街衢并以其方刊行病者服之十無一生率皆狂躁昏瞀而卒噫孫公之意本以活人殊不知聖散子方中有附子良姜吳茱萸荳蔻麻黄藿香等劑皆性味燥熱反助火邪不死何待若不辨陰陽二證一槩施治殺人利於刀劔有能廣此說以告人人亦仁者之一端也 續醫說

錢晉曰聖散子方一卷此方不過二十二味諸病可治東坡得之于眉山人巢穀謫居黃州時疫盛行合此藥散之所活不勝數因制序以傳不朽惜其方世罕之見郭五常得之于

都憲袁公即爲梓行于郢陽，附錄華佗危病十方及經驗三方，繼得者復刊爲續錄。坡序稱濟世之具，衛生之寶，真善書之謂也。

杜氏壬醫準

一卷

佚

葉少蘊曰：嘗見杜壬作醫準一卷，記其平生治人用藥之驗。其一記郝質子婦產四日，瘈瘲戴眼，弓背反張。壬以爲痓病，與大豆紫湯、獨活湯而愈。政和間，余妻緫分免，猶在蓐中，忽作此證，頭足反接，相去幾二尺，家人驚駭，以數婢張拗之，不直適記所云、而藥囊在獨沽、乃急爲之、召醫未至、逮進三劑、遂能直、醫至則愈矣、更不復用大豆紫湯、古人處方神驗類爾、但世所用之、不當其疾、每易之、自是家人有臨乳者、應所須藥物、心備、不可不廣、告人、二方皆在千金第三卷、

# 醫籍考卷四十六

東都　丹波元胤紹翁　編

## 方論　二十四

### 太醫局方

讀書後志十三卷

佚

趙希弁曰，右元豐中詔天下高手醫，各以得效秘方進，下太醫局驗試，依方製藥鬻之，仍摸本傳于世。

### 張氏耒治風方

書錄解題一卷

佚

陳振孫曰：張耒文潛所傳，凡三十方。

東都事略曰：張耒，字文潛，楚州淮陰人也。幼穎異，爲文從蘇轍學，轍見其文愛之。舉進士，爲臨淮主簿、壽安尉、咸平丞。蘇軾亦深知之，稱其文。召爲太學，元祐初爲正字，遷著佐郎，改著作郎，兼史院檢討。在館八年，顧義自守，泊如。擢起居舍人，請郡，以直龍圖閣知潤州，徙宣州，責監黄州酒稅，徙復州，起爲通判黄州，移知袞州，召爲太常少卿。甫數月，復以直龍圖閣知潁州，又徙汝州，復坐元祐黨落職，主管明道宫。初，耒在潁，聞蘇軾之訃，以師弟子禮舉喪，言者以爲言，遂貶房州别駕、黄州安置、五年、得自便居陳州、尋主管崇福宫、卒年六十。

初氏虞世古今録驗養生必用方

家志三卷讀書後志、作十六卷、

佚

趙希弁曰、養生必用方十六卷、右皇朝初虞世撰、序謂古人醫經、行於世者多矣、所以别著書者、古方分劑爲今銖兩不侔、用者頗難、此方其證易詳、其法易用、苟尋文爲治、雖不習之人、亦可無求於醫也、虞世本朝士、一旦削髮爲僧、在襄陽與士夫遊從甚密、

陳振孫曰、養生必用書三卷、靈泉山初虞世和甫撰、紹聖丁

丑序

朱彧曰：世傳婦人有產鬼形者，不能執而殺之，則飛去，夜復歸就乳，多瘁其母，俗呼爲旱魃，亦分男女，女魃竊其家物以出，兒魃竊外物以歸。初虞世和甫名士，善醫，公卿爭邀致，而性不可馴狎，往往尤忽權貴，每貴人求治病，必重　求之，至於不可堪，其所得賂，旋以施貧者。最愛黃庭堅，常言黃孝於其親，吾愛重之，每得佳墨精楮奇玩，必歸魯直。語朝士云：初和甫於余正是一兒旱魃。時坐中有厭苦和甫者，卒爾對曰：到吾家便是女旱魃。可談

陸游曰：初虞世，字和甫，以醫名天下。元符中，皇子鄧王生月

余得痼疾危甚，群醫束手，虞世獨以爲必無可慮，不三日大瘳，信乎醫之難也。老學庵筆記

周密曰：初虞世所集《養生必用方》，戒人不可妄服金虎碧霞丹。乃詳其說，云狀元王俊民字康侯，爲應天府發解官，得狂疾於貢院中，嘗對一石碑呼叫不已，碑石中若有應之者，亦若康侯之奮怒也。病甚，不省覺，取書册中交股刀自戕，及寸，左右抱持之，遂先出試院。未久，疾勢亦已平復，起居飲食如故，但悒悒不樂。徐醫以爲有疾，以碧霞金虎丹吐之，或謂心藏有熱，勸服治心經諸冷藥，積久爲夜中洞泄，氣脫肉消，食不前而死。齊東野語

續必用方

蘇文畧一卷

佚

龎氏安時驗方書

宋志一卷

佚

龎氏家藏秘寶方

書録解題五卷

佚

陳振孫曰蘄水龎安時安常撰安時以醫名世所著書傳於

世者、惟傷寒論而已、此書、南城吳炎晦父錄以見遺

主對集　一卷

佚

宋史本傳曰、觀草木之性與五藏之宜、秩其職任、官其寒熱班其奇偶、以療有病、著主對集一卷、

楊氏康候護命方

讀書志五卷

佚

通神論

讀書志十四卷

佚

趙希弁曰楊氏護命方五卷通神論十四卷右皇朝楊退修撰退修以岐伯語五運六氣以治疾病後世通之者唯王冰一人而已然猶於變遷行度莫知其始終次序故著此方論云

黄庭堅序曰天下之學要之有宗師然後可臻微入妙雖不盡明先王之意惟其有本源故去經不遠也今夫六經之旨深矣而有孟軻荀况兩漢諸儒及近世劉敞王安石之書讀之亦思過半矣至於文章之士難矣而有左氏莊周董仲舒

司馬遷相如劉向楊雄韓愈柳宗元及今世歐陽脩曾鞏蘇軾秦觀之作篇籍具存法度粲然可講而學也惟神農黃帝岐伯雷公之書秦越人淳于意皇甫謐張機之論儒者罕學學之亦不能刻其淵源近世黎陽高若訥號邃於醫方若訥既没亦不得其傳焉余有方外之友曰楊介嘗謂余言本草素問之意且曰五運六氣視其歳而爲藥石雖仲景猶病之也至於本草則仲景深矣余涉世故多未能從介學之衰老竄逐戎蠻瘴癘侵陵生意無幾恨不早從楊君之學也今年以事至青神有楊康侯子建者以其所論著醫恵然見投悉讀之而其說汪洋蜀地僻遠無從問所不知子建閉户讀書

貫穿黃帝岐伯無師之學，至能如此，豈易得哉。然其湯液皆以意調置，則不能無旨矣。方皆聖賢，妙於萬物之性者，然後能作而巧者述之，而世之者也。今子建發五運六氣，敘病裁藥，錯綜以鍼艾之方，與衆共之，是亦仁人之用心法爾。豫章別集

按是書趙希弁稱楊退修所著，據黃氏直齋，楊名康侯，字子建，乃著十產論者，然則退修當是康侯別字，或其所自號也。

閻氏孝忠重廣保生信効方

宋志一卷

佚．

劉昉曰、保生信效、閻孝忠編、孝忠字資欽、許昌人、

董氏伋脚氣治法總要書録解題作董汲、

宋志一卷

未見

葉少蘊曰、余崇寧大觀間、在京師見董汲劉寅輩、皆精曉張仲景方術、試之數驗、非江淮以來俗工可比也、避暑録話

四庫全書提要曰、脚氣治法總要二卷、宋董汲撰、汲字及之、東平人、始末未詳、錢乙嘗序其癍疹論、則其著書、在元祐元豐之間、是書、書録解題作一卷、宋史藝文志亦同、久無傳本

今從永樂大典所載、排纂成帙、以篇頁稍繁、分爲二卷。上卷論十二篇、大旨謂脚氣必由於風濕、風濕兼有冷熱、皆原本腎虛、陰陽虛實、病之別也、春夏秋冬、治之異也、高燥卑濕、地之辨也、老壯男女、人之殊也、說頗備矣、下卷方四十六、獨活散、木香散、傳信方防風粥、桑枝煎、專治風、天麻丸、茴香丸、烏蛇丸、趁痛丸、專治濕、薏苡仁湯、海桐皮散、木瓜丸、治風濕相兼、獨活寄生湯、石楠丸、牛膝丸、治風濕挾虛、金牙酒、治風濕瘴癘、八味丸、腎瀝湯、地黃粥、治虛、神功丸、麻仁丸、三脘散、大黃湯、治實、屬陰者兼冷、木香飲子、治其偏於陰也、屬陽者兼熱、紅雪、治其偏於陽也、絳宮丸、白皮小豆散、木通散、治其屬於陰陽，而兼淋閉者也，松節散、食前丸、食後丸、橘皮丸，治尋常法也，三仁丸、潤腸丸、五柔丸，治老人血枯法也，天門冬大煎，則爲總治法，淋渫、蒸熨、五方，則爲外治法，而以鍼灸法爲始。原序方有一十九門，大約不出於此，即闕佚亦罕矣。考脚氣即素問所謂厥疾，至唐始有此名，治法亦漸以詳備，然李暄及蘇敬、徐王、唐侍中諸家之書，今多不傳，獨汲此帙尚存，頗爲周密醇正。觀其自述，稱嘗患此疾至劇，因深思其源，遂得秘要，殆所謂三折肱而爲良醫者歟，今特録而存之，以備專門之一種焉。

旅舍備要方

宋志一卷

佚

劉昉曰、旅舍備急方、瘡疹論二書、皆隱士董汲撰、汲字及之、東平人、

四庫全書提要曰、旅舍備要方一卷、宋董汲撰、陳振孫書錄解題載有董汲小兒斑疹論、脚氣治法、不及此書、然宋史藝文志載之、卷帙亦同、蓋陳氏偶未見也、汲因客途猝病、醫藥尤難、特集經效之方、百有餘道、内如蚰蜒入耳、及中藥毒、最爲險急、而所用之藥至爲簡易、其雜傷五方、古書不少概見、今亦罕傳、尤見奇特、蓋古所謂專門禁方、用之則神驗、至求

其理則和扁有所不能解，即此類也。至於小半夏湯、五苓散兩方，本於漢之張機，今以半夏湯治濕痰，仍其本法。至五苓散本治傷寒汗後不解及有水氣之病，今書中引爲通行利水之劑，殆亦變通用之。如河間益元散本雙解半表半裏之傷寒，而後人取以醫暑歟。其治中暑一方，似即李杲清暑益氣湯之藍本。其無比香薷散與後來局方稍有出入，蓋亦本古方爲加減。然云治兩脚轉筋疼痛，而反去主治之木瓜，則不解其故矣。小兒一門，大概與同時錢乙藥證直訣相出入，第以桑脆之腸胃，而多用膩粉、硃砂諸峻藥。古人氣厚，服之無妨，在後來亦未可概施也。原本久佚，今從永樂大典收掇

排纂得方尚幾五十仍舊目分爲一十二類其觸寒心痛厥
風涎潮等證有錄無書無從校補則亦闕焉

譚氏永德殊聖方

佚

劉昉曰洪農譚永德撰永德沛國下邳人幼幼新書

陳氏師文校正太平惠民和劑局方

宋史五卷

佚

陳師文等表曰昔神農嘗百草之味以救萬民之疾周官設
疾醫之政以掌萬民之病著在簡編爲萬世法我宋勃興神

聖相授、咸以至仁厚德、涵養生類、且謂札瘥薦臻、四時代有、救恤之術、莫先方書、故自開寶以來、登敕近臣、讎校本草、厥後纂次神醫普救、刊行太平聖惠、重定鍼艾俞穴、校正千金外臺、又作慶曆善救簡要濟衆等方、以 天下、或範金揭石、或鏤板聯編、是雖神農之用心、成周之致治、無以遇也、天錫神考、睿聖承統、其好生之德、不特見於方論而已、又設太醫局熟藥所於京師、其恤民瘼、可謂勤矣、主上天縱深仁、孝述前列、爰自崇寧、增置七局、揭以和劑惠民之名、俾夫修製給賣、各有攸司、又設收買藥材所、以革偽濫之弊、比詔會府、咸置藥局、所以推廣祖考之德、澤可謂曲盡、然自創局以來、所有之大或取於鬻藥之家或得於陳獻之士未經參訂不無舛訛雖嘗鏤板頒行未免傳疑承誤故有藥味脫漏銖兩過差製作多不依經祖襲間有僞妄至於貼牓謬戾尤多殆不可以一二舉也頃因條具上達朝廷繼而被命遴選通醫俾之刊正於是請書監之秘文採名賢之別錄公私衆本搜獵靡遺事關所從無不研核或端本以正末或泝流以尋源訂其訛謬析其淆亂遺佚者補之重複者削之未閱歲而書成繕寫甫畢謹獻于朝將見合和者得十全之效飲餌者無纖芥之疑頒此成書惠及區宇遂使熙豐惠民之美意崇觀述事之洪規本末巨細無不畢陳納斯民於壽康召和氣於穹

壤億萬斯年傳之無極豈不韙歟將仕郎措置藥局檢閱方書陳承奉議郎守太醫令兼措置藥局檢閱方書裴宗元朝奉郎守尚書庫部郎中提轄措置藥局陳師文謹上

趙希弁曰和劑局方十卷右大觀中詔通醫刊正藥局方書閱歲書成校正七百八字增損七十餘方

陳振孫曰太平惠民和劑局方六卷庫部郎中陳師文等校正凡二十一門二百九十七方其後時有增補

王應麟曰大觀中陳師文等校正和劑局方五卷二百九十七道二十一門紹興六年正月四日置藥局四所其一曰和劑局十八年閏八月二十三日改熟藥所爲太平惠民局二

十一年十二月十七日、以監本藥方頒諸路、

宋史高宗紀曰、紹興二十一年二月乙卯、詔諸州置惠民局、官給醫書、

周密曰、和劑局方、當時精集諸名方、凡經幾名醫之手、至提領以從官內臣參校、可謂　矣、然其間差訛者、亦自不少、且以牛黃清心丸一方言之、凡用藥二十九味、其間藥味寒熱訛雜、殊不可曉、嘗見一名醫云、此方是前八味至蒲黃而止、自乾山藥以後凡二十一味、乃補虛門中山芋丸、當時不知緣何誤寫在此方之後、因循不曾改正、余因其說而改之、信然、凡此之類、必多有之、信乎誤註本草、非細故也、癸辛雜識

劉桂曰，或問云，和劑局方，丹溪發揮辨之詳矣，戴原禮乃丹溪高弟，今觀其所著證治要訣方論，皆祖局方，何也，余曰，局方亦何負於人哉，前後治人，不知其幾，丹溪但辨其用藥者誤耳，非方之罪也，血虛證，不宜用香燥之劑，痿痺證，不可混作風治，亦何嘗屏棄之乎，今人遂以局方例不可用，或者有宜北不宜南之說，殊不知內經治寒以熱，治熱以寒，微者逆之，甚者從之，權變得宜，消息以爲治，要可限以南北之方，而無寒熱之異哉，原禮蓋得丹溪之心法者，其有取於局方，非苟然也，續醫說

按是書，據宋志及王海，藏儒孫五卷，書錄解題作六卷者，

或析目録別爲一卷歟至讀書志作十卷恐是誤寫徐春甫以裴陳二氏并爲名起不知何據弟堅曰王應麟以和劑惠民二局爲紹興中所置據陳師文等表有崇寧增置七局揭以和劑惠民之名語則蓋不創於紹興也詳宋史職官志曰崇寧中置藥局七所添丞一員點檢宣和三年減置仍知二局是宣和所罷而至紹興更置和劑局改熟藥所爲惠民局矣張海鵬學津討源所輯增廣本局方跋云宋崇寧中署七局始有和劑之名紹興間改熟藥所爲太平惠民局亦爲至當也陳表又云崇寧以來所有之方或取於鬻藥之家或得於陳獻

之士、未經參訂、不無舛訛、雖嘗鏤板頒行、未免傳疑承誤云云、趙希弁亦稱、大觀中、詔通醫刊正藥局方書、而校正增損、然則是書非昉出師文等、崇寧已後、既爲刊本、師文因以重修者、故宋志冠以師文校正字也、

增廣校正和劑局方

五卷

存

按是書、往歲姬路侯大夫川合元昇咼得之西京書估、以贈于先子、蓋南宋鋟本也、校通行本、無寶慶以下方、雖有紹興續添、別不標識、至諸家名方、不題吳直閣增

字則知紹興中吳直閣所增廣也、然、茲本不載其名、學、所謂吳直閣者、難識爲何人、且茲本但題增廣校正、無太平惠民字、與讀書志所載符、弟堅曰、玉海、書録解題並稱師文等舊本凡二百九十七方、二十一門、今通行本、尤觀舊方、與續添、雖各爲區別、溢出二方、至分類僅十四門、其舊本可復覩、特至茲本、瞭然可辨、與紛紛新書引合、其存舊色者、無疑矣、詳玉海稱二十一門、併其目録而言、今茲本諸風一切氣痼冷、婦人篇題下、無附脚氣脾胃消渴産圖字、大小篇目、共二十一門、而治傷寒、後有脾胃一門、照通行本、知是紹興所添、若其諸方、無重見者、間與通行本不同、有參苓飲子、（傷寒諸家名方）思食圓、（一切氣諸家名方）降氣湯、（諸湯諸家名方）三方、無四斤鐵彈黑龍三圓、（諸風）滲濕湯、水黃散、（傷寒）丁香脾積圓、（一切氣）二陳湯、（痰飲）水煮木香圓、縛虎圓、（瀉痢）寸金圓、奪命丹、（雜病）化毒排膿內補十全散、沒藥降聖丹、（瘡腫）牛膝湯、濟危上丹、琥珀黑龍丹、濟陰丹、琥珀黑散、茂香散、竹茹湯、（婦人）人參散、錢氏白朮散、（小兒）清遠香、（香方）凡二十二方、又一切氣感應圓、至紅圓子、共十三方、吳直閣如神圓別爲脾胃不和門、諸局麝香蘇合香圓、（一切氣）吳大香連圓、（瀉痢）在大觀方內、大觀生氣湯、（一切氣）在紹興方內、紹興溫肺湯、（痰飲）大觀七棗湯、（瀉痢）

淳祐春雪膏、眼目硼砂散、咽喉寶慶至聖保命丹、撲積圓、小兒在諸家名方內、蓋通行本所錯、宜訂正焉、又通行本牛黃清心丸、其藥味次第、徵周氏雜識不同、今茲本則否、前八味爲牛黃、金箔、麝香、犀角、雄黃、龍腦、羚羊角、蒲黃、後二十一味與大山芋圓同、但有黃芩、無熟乾地黃、爲異、是則合乎雜識所云、先子嘗以此八味、療中風及驚癇殊有神驗、此等關係匪輕、所以醫方之書、必貴古本也、

許氏洪註太平惠民和劑局方

佚、

自序曰、本草一編、實醫家之根本、肇于黄帝岐伯、而大備於我宋、若昔聖賢、其於製方之始、雖曰神融心會、與造化合其妙、然藥之君臣佐使、寒溫良毒、與夫治療之所主、乃識其性而用之、各當其宜者、皆自本草中來、後世用方、詎不可於此而究心焉、不然則紙上之傳、有如藥之舛訛、謂如以黄芩爲黄耆、是也、性之冷熱甚於水火、若此之類、不可縷載、姑舉其大略如此、分兩之差誤、謂如以一錢爲一兩、以一分爲一斤、是也、古人處方之意多不或少不曾此亡不可不察、往往皆莫敢是正、不知冷熱相反、多寡不稱、失之毫釐、謬以千里、以此療疾、無益有傷、雖曰據方炮製、對證投餌、其與實實虛虛、損不足補有餘者、何以異、洪竊父祖業三世矣、今古方書、無不歷覽、就其經而效神者，惟太平惠民和劑局方爲之最。所恨枝行日久，烏焉失真。
洪於供職暇日，謹證以監本，精加校定。尚慮或者以爲出己
意之私，於是按諸家本草所載，具註藥註於逐品之下，將使
業醫者，朝夕玩味，自然默會前人製方妙處。是書之成，上足
以仰贊聖朝惠朝之萬一，躋天下於壽域，茲實其嗜；下足以
爲良醫篋笥之寶。其或診病有淺深，用藥合加減，變而通之，
無施不可。非特此爾，衛生君子，儻一過目，亦可以釋夫未達
之疑。仍併將吳直閣得效名方，及諸局經驗秘方，各隨條類
附于本方之左。又編次和劑指南總論，以冠帙首，期與并行
于時，此區區蠅附驥尾之願也。洪欲畀之書市，深恐急於財

利者，漫不加意，復蹈前車之覆，則亦洪之罪也。令敬委積慶名家，以陰騭爲念者，鋟木以傳，庶幾志與我同，不至滅裂，以悞天下，扁鵲倉公儻復生斯世，必深嘉洪之用心。時嘉定改元，歲在戊辰，日南長至，勅授太醫助教前差充四川總領所檢察惠民局許洪謹書。

太平惠民和劑局方指南總論

三卷

存

盧氏（祖常）擬進太平惠民和劑類例

佚

案是書世無傳本，祖常於其所著續易簡方中毎言及之，蓋似評論病證以辨治方者矣。

亡名氏增廣太平惠民和劑局方

十卷

存

朱彝尊跋曰：太平惠民和劑局方十卷，載晁氏讀書後志。陳氏書録解題、宋藝文志作五卷。案宋大觀中，詔通醫，刊正藥局方，於是庫部郎中陳師文等校正，類分二十一門，録方二百九十有七，然則是書成于亦部也。今考王氏玉海，置藥局四所，其一曰和劑局，在紹興六年正月，至若改熟藥所爲太平惠民局、在紹興十八年又八月、盖師文等校正本實、止五卷、其後添補紹興寶慶淳祐諸方、暨吴直閣方諸局方、故增益至十卷、爾予家所藏、乃元時雕本、後附太醫助教許洪指南三卷、係建安高氏日新堂板行、

四庫全書提要曰、太平惠民和劑局方十卷、指南總論三卷、舊本題宋庫部郎中提轄措置藥局陳師文等奉勅編、案王應麟玉海云、大觀中、陳師文等、校正和劑局方五卷、二百九十七道、二十一門、晁公武讀書志云、大觀中、詔通醫刊正藥局方書、閱歲書成、校正七百八字、增損七十餘方、又讀書後志曰、太醫局方十卷、元豐中詔天下高手醫、各以得効秘方

進、下太醫局驗試依方製藥鬻之、仍摹本傳於世、是大觀之
本、實因神宗時舊本重修、故公武有校正增損之語也、然此
本止十四門、而方乃七百八十八、考玉海、又載紹興十八年
閏八月二十三日、改熟藥所爲太平惠民局、二十一年、十二
月十七日、以監本藥方頒諸路、此本以太平惠民爲名、是紹
興所頒之監本、非大觀之舊矣、其中又有寶慶淳祐續添諸
方、更在紹興之後、兼附用藥總論指南三卷、皆從圖經本草、
鈔撮增入、亦不知何時所加、陳振孫書録解題、稱和劑局方
其後有增補、殆指此類歟、戴良九靈山房集、有丹溪翁朱震
亨傳曰、時方盛行陳師文裴宗元所定大觀二百九十七方、

翁窮晝夜是習既而悟曰操古方以治今病其勢不能以盡合苟將起度量立規矩稱權衡必也素難諸經乎又稱震亨得羅知悌之學以歸諸醫泥陳裴之學者聞其言大驚而笑且排盈治許謙末疾良驗笑且排者始皆心服是此書盛行於宋元之間至震亨局方發揮出而醫學始一變也又岳珂程史曰和劑局方乃當時精集諸家名方凡幾經名醫之手至提領以從官內臣參校可謂精矣然其間差謬者亦自不少且以牛黄清心丸一方言之凡用藥二十九味寒熱謬雜殊不可曉嘗見一名醫云此方祗前八味至蒲黄而止自乾山藥以下凡二十一味乃補虛門中山芋丸當時不知緣何

誤寫在此方之後，因循不曾改正。余因其説而考之，信然。如此之類，必多有之云云。是併不能無所舛誤矣。然歷代相傳，專門禁方多有是焉，在用者詳審而已。必因嗟而廢食，則又一偏之見矣。

張海鵬跋曰：宋崇寧中置七局，始有和劑之名。紹興間改熟藥所爲太平惠民局，取崇觀以來所收局方，分門編纂，名太平惠民和劑局方十卷，指南總論三卷，分十四門，七百八十八方。蓋有紹興至寳慶、淳祐時有增補，非大觀中二百九十七道之舊也。今此本十四門，除産前産後二方、脳神遊方、催生符，後附四香，不可謂之方外，止六百七十四方，名增廣太平惠民和劑局方十卷後有圖經本草藥性總論三卷無指南之名既云增廣而與無增廣二字之本轉多一百十四方豈陳裴而後又有從而詳校增減者歟癸辛雜志謂清心丸二十九味止前八味至蒲黃而止自乾山藥以下凡二十一味乃山芋丸所誤入者今此本牛黃清心丸所載藥味次第自牛黃至蒲黃已十九味後十味以乾山藥而止與癸辛雜志所云不同其為後人重訂也本可知也要之此書雖有朱丹溪駁辨然當時精集郡方幾經名醫之論定獻於朝行於世所謂得十全之効無纖芥之疑者苟非實有足以惠民豈竟爲紙上空談以誤世哉雖傳寫或間有訛誤不可因噎

而廢食，余因久無刊刻之家，抄錄不無亥豕，所以校對至再至三，以期詳慎無誤，而付之梓，尚望好我者，惠我古本，俾隨時訂正，幸甚幸甚。乙丑四月虞山張海鵬識。

按太醫局方，與和劑局方，本自不同，提要誤以此書爲神宗時舊本重修，踈甚。

增註太平惠民和劑局方

十卷

存

按是書，不知修于何人，蓋許洪所註，止于吴直閣得効濟卷方及諸局經驗秘方，茲本併寶慶淳祐增添新方，僎

敬如箋解、則宋季人所續修、卷首猶題洪洛衡、

朱氏震亨局方發揮

一卷

存

朱震亨曰、和劑局方之為書也、可以據證檢方、卽方用藥、不必求醫、不必修製、尋贖見成丸散、病痛便可安痊、仁民之意、可謂至矣、自宋迄今、官府守之以為法、醫門傳之以為業、病者恃之以立命、世人習之以成俗、然予竊有疑焉、何者、古人以神聖工巧言醫、又曰、醫者意也、以其傳授雖的、造詣雖深、臨機應變、如對敵之將、操舟之工、自非盡君子隨時反中之

妙，寧無愧於醫乎。今乃集前人已効之方，應今人無限之病，何異刻舟求劍、按圖索驥，其偶然中難矣。

張介賓曰：局方一書，雖云多用熱澁，然於實熱新邪，豈云皆用此法？觀其所載大平丸、戊己丸、香連丸、薷苓湯之類，豈非以寒治熱者耶？又若真人養臓湯、大已寒丸、胡椒理中湯之類，皆有可用之法，其中隨證酌宜，顧在用之者何如耳。豈局方專以熱澁爲用，而可斥其非耶？且是書之行，乃宋神宗詔天下高醫，各以効方奏進而成者，此其中或過於粉飾者，料不能無，而真効之方，必亦不少。第在丹溪之言，以多者謂熱藥能殺人，而余察其爲寒多者，則但見寒藥之殺人耳。明者

其淵源之　景岳全書

四庫全書提要曰：局方發揮一卷，元朱震亨撰。以和劑局方不載病源，止於各方下條列證候，立法簡便而未能變通，因一一爲之辨論，大旨專爲闢溫補、戒燥熱而作。張介賓景岳全書云：局方一書，宋神宗（案此方成於徽宗之時，介賓以爲神宗，殊爲舛誤，謹附訂於此）詔天下高醫奏進而成，雖其中或有過於粉飾者，神効之方亦必不少，豈可輕議？其意頗不以震亨爲然。考震亨之學出於宋内官羅知悌，知悌之學距河間劉完素僅隔一傳，完素主於瀉火，震亨則主於滋陰，雖一攻其有餘，其劑峻利，一補其不足，其劑和平，而大旨不離其淵源，故於局方香竄燥烈諸

藥、諄諄致辯、明以來沿其波者、往往以黃栢知母、戕傷元氣
以寳鑒其末流、故惟以益火爲宗、掊擊劉朱、不遺餘力、其以
冰雪凛冽爲不和、以天晴日暖爲和、取譬固是、然清風凉雨、
亦不能謂之不和、鑠石流金、亦不能強謂之和、各明一義、而
忘其各執一偏、其病實相等也、故以寳之説、不可不知、而震
亨是編、亦竟不可廢焉、

亡名氏諸家名方

書録解題二卷

佚

陳振孫曰、福建提舉司所刊市肆常貨而局方所未收者、

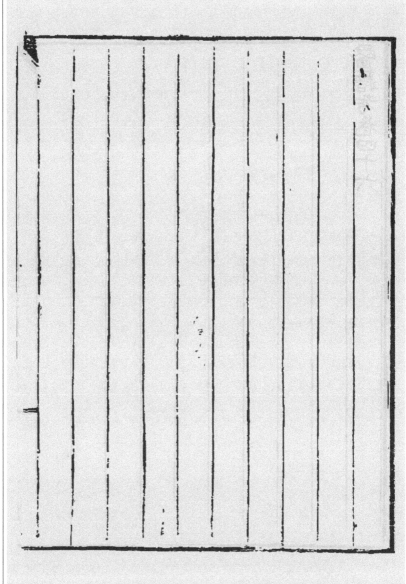

醫籍考卷四十六

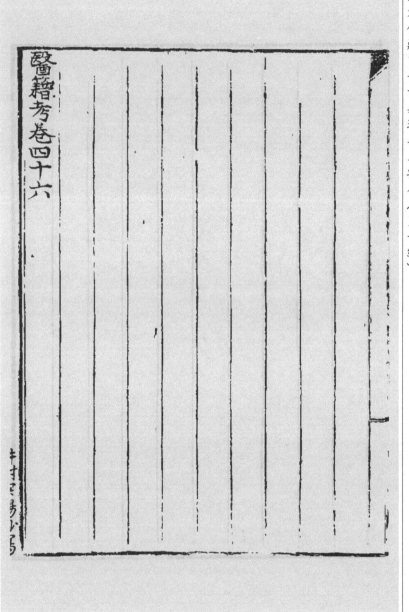

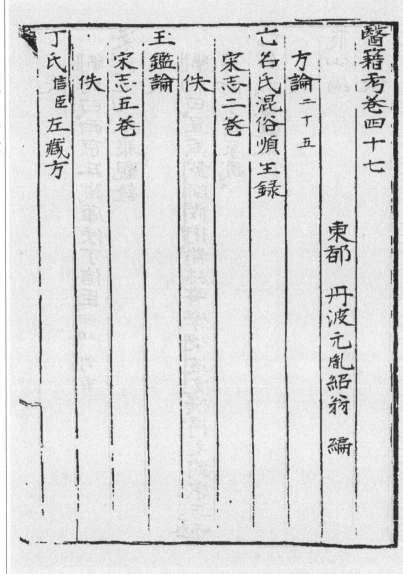

醫籍考卷四十七

東都　丹波元胤紹翁　編

方論二十五

亡名氏混俗頤生錄

宋志二卷

佚

玉鑑論

宋志五卷

佚

丁氏信臣左藏方

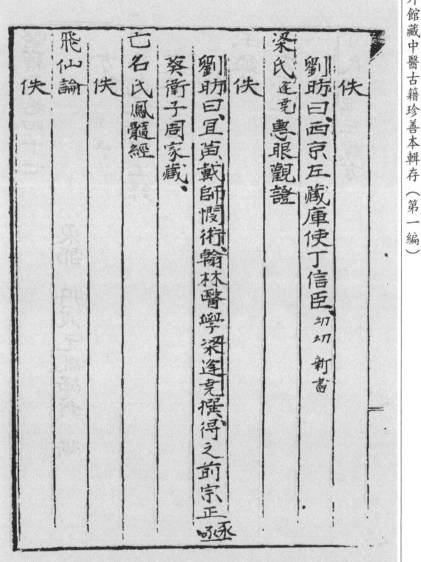

佚

劉昉曰西京左藏庫使丁信臣幼幼新書

梁氏逢堯患眼觀證

佚

劉昉曰宜黄戴師憫術翰林醫學梁逢堯撰得之前宗正丞

癸衛子周家藏

亡名氏鳳髓經

佚

飛仙論

佚

聯珠論

佚

保信論

佚

惠濟歌

佚

吉氏撝之家傳方

佚

劉昉曰，此書，昔得之前岳州平江令吉撝之謙伯家藏上六書，舊有寶童方，今別錄于兒科部，故欠其一，並不載所作之人，内吉氏家傳，乃謙

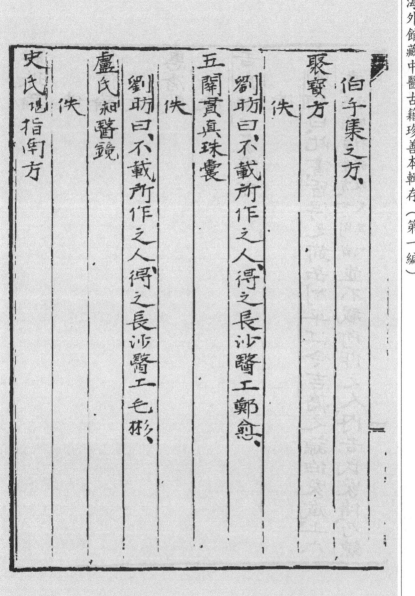

伯手集之方

聚寶方

佚

劉昉曰不載所作之人得之長沙醫工鄭愈

五蘭貫真珠囊

佚

劉昉曰不載所作之人得之長沙醫工毛彬

盧氏袓醫鏡

佚

史氏地指南方

宋志二卷

存

陳振孫曰：指南方三卷，蜀人史堪載之撰，凡三十一門，各有論。

王璆曰：史載之指南方，嚴州公庫有版。百一選方

曾應龍曰：朱師古眉州人，年三十時，得疾不能食，聞葷腥即嘔，用火鐺旋煮湯，沃淡飯，數數食之，醫莫能知，史載之曰：俗輩不讀醫經，而妄欲療人，可歎也，君之疾正在素問經中，名食掛，凡人肺六葉，舒張如蓋，下覆於脾，子母氣和，則進食，一或有戾，則肺不能舒，脾爲之蔽，故不嗜食，素問曰：肺葉焦熱，掛，遂授一方，買藥服之，三日聞人食肉甚香，取而啖之，遂愈，

閑窓括異志

施彥執曰：蔡元長苦大腸秘固，醫不能通，蓋元長不服大黄等藥故也。時史載之未知名，往謁之，閽者齟齬，久之乃得見。已診脈，史欲示奇，曰：請求二十錢。元長曰：何爲？曰：欲市紫菀耳。史遂市紫菀二十文，末之以進，須臾遂通。元長大驚，問其說，曰：大腸，肺之傳送，今之秘無他，以肺氣濁耳。紫菀清肺氣，此所以通也。此古今所未聞，但不知用何湯下耳。此總灸類録

宋氏闕名千金方

藝文畧三卷

佚

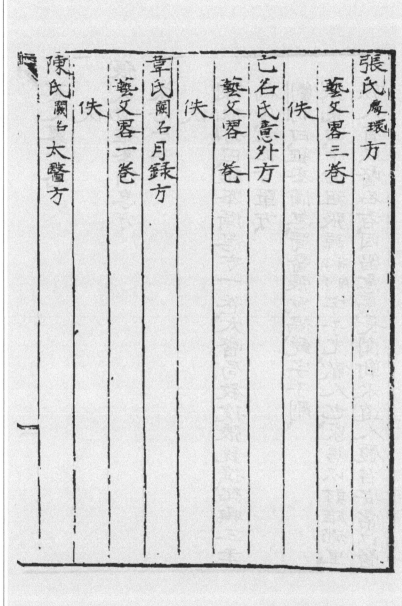

張氏（處環）方

藝文畧三卷

佚

亡名氏意外方

藝文畧一卷

佚

韋氏（闕名）月錄方

藝文畧一卷

佚

陳氏（闕名）太醫方

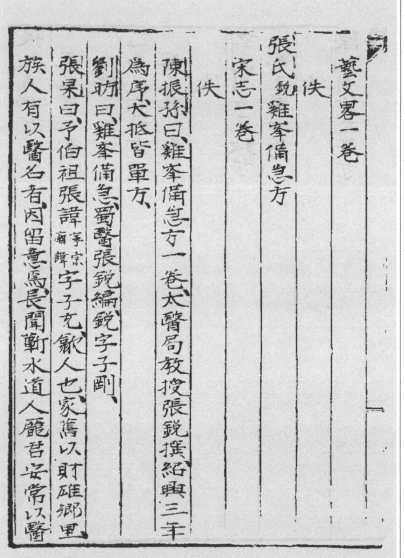

藝文畧一卷

佚

張氏銳雞峯備急方

宋志一卷

佚

陳振孫曰、雞峯備急方一卷、太醫局教授張銳撰、紹興三年為序、大抵皆單方、

劉昉曰、雞峯備急、蜀醫張銳編、銳字子剛、

張杲曰、予伯祖張諱享宗廟諱字子充、歙人也、家雋以財雄鄉里、族人有以醫名者因留意焉、長聞蘄水道人龐君安常以醫

聞淮甸往從之遊。一日，丐者扣門，自言為風寒所苦，龐君令以藥濟之。丐者問當用何湯，龐君見其手執敗扇，指以此煎藥，謂所服之藥。公初不省其意，乃曰：豈非本草所謂敗扇能出汗者乎？龐曰：然。公辭歸，嘆曰：龐君用藥則善矣。蘭川有王朴先生者，其察脈非特知人之病，而太素之妙能測人之死生禍福見於未著之前。服膺幾年，盡得其妙，乃辭而歸。先是宜之南陵有富者，惟一子，而家累萬計，適中寒疾，以為不可救則氣息僅存，以為可療則迴不知人，召公治之。公笑曰：正有此藥。然此病後三日當蘇，蘇必欲飲水，則以此藥與之服畢，當酣寢，切勿驚動，醒則汗解而安矣。富者如其言，其子之疾果愈南陵寧其妻亦苦寒疾醫者環視無所措手公採囊中得藥服之即起矣如其言而亦安云云惜乎公名盛於宗寧大觀時而享年止四十有九卒於南昌是日也晨起見郡將云某之大事在今日午時後事必當累公郡將曰不至此公曰吾診脉血已入心矣使人候之果如期而卒張季明自記其伯祖子充事

## 宋氏道方全生集

佚

劉昉曰全生集宋道方撰道方字義叔拱州人

王明清曰宋道方毅叔以醫名天下居南京然不肯赴請病

者扶攜以就求脉、政和初、田登守郡、母病危甚、呼之不至、登怒曰、使吾母死、亦以憂去、殺此人不過斥責、即遣人禽至庭下、呵之曰、三日之內不痊、則吾當誅汝以徇衆、叔曰、容爲診之、既而曰、尚可活、處以丹劑、遂愈、田喜甚、云吾一時相困辱、然豈可不刷前耻乎、用大守之車、從妓樂、酬以千緡、俾群卒負於前、增以綵釀、導引還其家、旬日後、田母病複作、呼之則全家遁去、因母遂殂、蓋其疾先已在膏肓、宋姑以良藥其死耳、（揮麈餘話）

## 徽宗聖濟經

宋志十卷

佚

御製序曰一陰一陽之謂道偏陰偏陽之謂疾不明乎道未有能已人之疾者陰陽相照相蓋相治四時相代相生相殺五行更王更廢更相人生其間繇于陰陽復于四時制于五行平則為福有餘則為禍淫則為疾惟非數之所能攝而獨立于萬形之上非物之所能制而周行于萬有之内為能以道御時以神用數形全精復與天為一昔者黃帝氏盡體神而明乎道者也問道于廣成見大隗于具茨而自親事于法宮之中埀衣裳作書契造甲子定律曆所以成天之亹亹者雖風后力牧常先太鴻奉令成教之不暇而不可跂及然且嘆

世德之下衰、憫斯民之散朴、上悖日月之明、下鑠山川之精、中蹙四時之施、至于逐妄耗真、曾不終其天年、而中道以夭、廼詢岐伯、作爲内經、通神明之德、類萬物之情、其言與典墳相爲表裏、而世莫得其傳、至號醫者流、與謂易爲卜筮者何異、朕甚悼之、自纘述以來、兢兢業業、夙夜不敢康、萬幾之餘、紬繹訪問、務法上古、探天人之賾、原性命之理、明榮衛之清濁、究七八之盛衰、辨逆順、鑒盈虛、爲書十篇、凡四十二章、名之曰聖濟經、使上士聞之、意契而道存、中士攷之、自華而摭實、可以養生、可以立命、可以躋一世之民于仁壽之域、用廣黄帝氏之傳、豈不美哉、嗚呼、陰淫寒疾、陽淫熱疾、風淫末疾、

雨淫腹疾陰陽之寇外傷其形有如此者意傷于憂悲而支
癈魂傷于悲哀而筋攣魄傷于喜樂而皮槁志傷于恚怒而
不能俛仰情偽之感内傷其真有如此者積虧成損積損成
衰患固多藏于細微而發于人之所忽益止于畎會而損在
于尾閭戒之慎之疾成而後藥神醫不可爲也若乃推行道
術輔正而去邪立學建官群多士而教養廩無告拯病苦而
墐其亡殁則布之政令載在有司此不復敘
趙希弁曰御製聖濟經十卷右徽宗皇帝所製也政和八年
五月十一日詔頒之天下學校九月二十四日大司成李邦
彥等言乃者從侍臣之請令内外學校課試於聖濟經出題

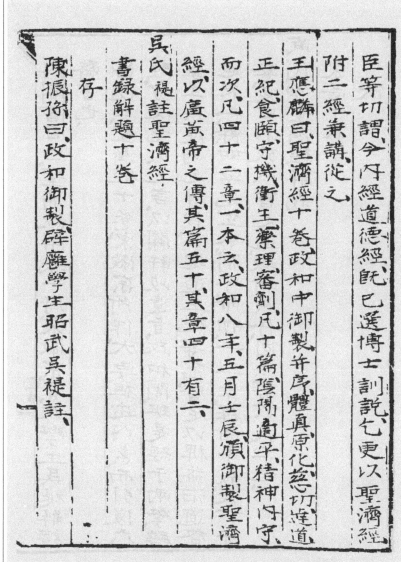

臣等切謂今內經道德經既已選博士訓說乞更以聖濟經附二經兼講從之

王應麟曰聖濟經十卷政和中御製并序體真原化慈幼達道正紀食頤守機衛生藥理審劑凡十篇陰陽適平精神內守而次凡四十二章一本云政和八年五月壬辰頒御製聖濟經以虞黃帝之傳其篇五十其章四十有二

吳氏禔註聖濟經

書録解題十卷

存

陳振孫曰政和御製辟廱學生昭武吳禔註

內閣書目曰、聖濟經解義一冊宋徽宗著、太學生吳禔解釋
醫書也、
呂復曰、聖濟經十卷宋徽宗所作大要祖述內素、而引援六
經、旁及老氏之言、以闡軒岐遺旨、政和間、班是經于兩學、辟
廱生吳禔爲之解義、若達道正紀等篇、皆足以裨益治道、啓
迪衆工、餘如孕元立本制字命物、二三章釋諸字義失於穿
鑿、良由不攷六書之過、瑕瑜具存、固無害於美玉也、
黃氏細聖濟經解義
宋志十卷
佚

政和聖濟總録

二百卷目録一卷、

存

文淵閣書目曰聖濟總録、一部一百二十册闕又曰聖濟總録一部九十五册闕欠四十二卷、

内閣書目録曰聖濟總録二十六册不全元大德間重校莫詳姓氏、

御製序曰生者天地之大德疾者有生之大患方術者治疾之大法昔者神農氏嘗帝氏獨觀太初旁燭妙有味百藥以辨物審百疾以全生其制名其取類其正君臣其立佐使其

見於太素玉册之書，雷公岐伯之問，蓋皆闡神明之藴，窮陰陽之變，原性命之理，而與天地同其覆載，中古已還，鏤之玉版，藏之金匱，功利及草木，惠澤被牛馬，所以遺天下後世甚厚。歷年既久，流弊滋甚，糟粕具在，而精意不傳，内經有病名而莫之究，有治法而莫之習，極其妙，至於通仙，而莫之悟。人之生也，其位參於天地，其靈貴於萬物，形不盈仞，而心侔造化，宛裔尺宅，修之可以長生，寸田神牖，闢之可以反照天關神爐，息之可以召和去土，符書金格，鍊丹却粒，御氣凌虚，不假於物，而裕然自足，嗟夫，達士可以神解，昧者且不能養其形，而况於了其心乎。内之五藏六府，外之九竅四關，皆之于色發之于聲寓之三部九候一失其平則疾疢隨至神聖治於未兆工巧救其已然非天下之至精孰能探天下之至賾非天下之至組孰能祐天下之至神朕憫大道之鬱滯流俗之積習斯民之沈痼庸醫之妄作學非精博識非悟解五行之數六氣之化莫索其隱莫擬其遠曰寒曰熱寒熱之相搏差之毫釐失以千里而有餘者益之不足者損之率意用法草石雜進夭枉者半不勝嘆哉萬機之餘著書四十二章發明內經之妙曰聖濟經其意精微其旨邁遠其所言在理所以探天下之至賾亦詔天下以方術來上并御府所藏頒之為補遺一卷治法一卷卷凡二百方幾二萬以病分門門各

有論而叙統附爲首之以風疾之變動終之以神仙之服餌詳至於俞穴經絡祝由符禁無不悉備名之曰政和聖濟總録其所載任事所以祐天下之至神蓋聖人之馭世本在于上末在于下無見于上則治之道不立無見于下則治之具不行經之所言者道也醫得之而窮神總録之所載者具也醫用之而已疾漢張仲景作傷寒論而雜之以方唐孫思邈作千金方而繼之以翼以謂不如是則世莫能用其術然之二人者游于方術之内者也彼超然獨見於方術之外下顧岐伯之流而與之議殆可謂知道朕作總録於以急世用而救民疾亦斯道之筌蹄云耳天下後世宜致思於忘筌蹄而

自得者，俯仰之間，頓究之度，御五行之數，運六氣之化，以相天地，以育萬物，至於交營魂而起，當生者，豈細事哉，蓋有來者焉。

蕉養直序曰：臣聞天地以溥生為大德，所以曲成萬物而不遺，聖人贊天地之化育，故斂時五福，以敷錫于庶民，夫民之為物也，智者寡，愚者衆，起居失常，食飲無節，外傷寒暑燥濕風，以賊其形，內為喜怒思憂恐，以亂其氣，形氣既傷，為疾所由作，聖人有憂之，謂祝由不可以盡已也，遂制藥石鍼艾，以攻八風六氣之邪，為湯液醪醴，以佐四時五行之正，防其未然，捄其已病，然後物各遂其生，民不夭其命矣，亦謂非立憲言，不可以福萬世也於是上法天道下因地宜究陰陽之本明生死之由考於古而驗之今取諸已而施之人定爲成書著之玉版藏之金匱宣之於布政之堂秘之於靈蘭之室以佇來哲以施無窮其爲仁民愛物之心斯可謂極矣然其言至簡其論至要其理至深後世學者雖有上智非研精覃慮則亦未見窺其奧也故曠代之中能以斯術鳴世者時固有之若夫神聖工巧獨得先世不傳之秘如和緩越人亦不過十餘人而已况去聖已遠支分派別析而爲衆科業而爲專門所以人各拘其偏而莫肯究其全則益不逮于古矣積習成常流弊滋甚懼大道將遂於湮微故聖濟總録由是而作焉

上下凡二百餘卷、始終幾二百萬言、遂病分門、門各有方、據經立論、論皆有統、蓋將使讀之者、觀論以求病、因方以命藥、則世無不識之病、病無妄投之藥、唯法有逆從、治有先後、在乎智者擇其所當從、其所宜而已、究而言之、寔醫經之會要、學者之指南、生民之司命也、惜其始成於政和、重刊於大定、既綿歷百年之久、不能無三豕之訛、今主上神極御天、修飾制度、治具畢張、以謂是書所載、雖先聖之緒餘、其所以康濟斯民、亦致治之一助也、廼詔江浙行省、刊於有司、布之天下、其或繆戾、隨加釐正、復降德音、俾下臣爲之序引、臣誠愚陋、竊不自量、仰惟聖德如天、甄陶萬類、爰自即位以來、于今七年恩浹飛沈，仁及草木，然夙夜孜孜，廣求民瘼，或一物不得其所，則必爲之惻然。臣謂此書復出，則上下以輔相天地之宜，下可以永底蒸民之生，物無疵癘，咸躋于仁壽之域矣。大德四年二月，集賢學士嘉議大夫典瑞少監臣焦養直序。

按先子曰：是書宋志并諸家書目不載，南宋諸方書未見引據者，蓋是書之成在於徽宗之季年，聖濟經、和劑局方之後。洪邁容齋隨筆云：宣和殿、大清樓、龍圖閣所儲書籍，靖康蕩析之餘，盡歸于燕。攷之宋史則云：靖康二年，少帝在青城，金人盡索國子監書版、三館秘閣四部書、大晟禮物、大成樂舞、明堂、大內圖，以至乘輿服御珍

玩之物、肇致軍前、意者如此書、鏤版纔成、未及頒布、亦
在其中、爾後南北殊域、彼此不通、故南宋之士、不得觀
之、遂至併其目而無知者、及金世宗大定中、取所獲于
汴都、重刊頒行、因傳于今矣、嗚呼、是書成于北宋、而晦
于南宋、不傳于中國、而存於夷狄、而徽宗慈心之所寓、
不泯于千載者、抑亦奇矣、清程雲來纂要凡例云、大德
重校聖濟總錄、元朝奉詔頒行者、大版大字、每卷首篇、
署元耶律楚材五字、今吉醫官及予家所藏大德重校
本、亦大版大字、然無耶律楚材字、原文書法端雅、蓋爲
宋版之舊、但每卷首頁大德重校聖濟總錄卷第某數

字書刻並劣係于元人改刊無疑矣文化癸酉歲元胤
與衆醫官議於醫學爲活字配印本閲四歳竣工

程氏 林聖濟總録纂要

二十六卷

佚

凡例曰是書宋徽宗政和詔集海内名醫併出御府所藏禀成共二百卷禁方秘論人所未聞按病治療無不奇驗厥後再刻於金大定三刻於元大德自邪律楚材精較奏請頒行天下越今四百餘年無有剞劂此書幾幾泯滅矣余昔從先叔祖敬通夫子繙閲刻本今經三十餘年又從友人江郢上

再觀抄本，撫今追昔，不勝愉快。鄧上請余刪繁纂要，以便梓行濟世，因留維揚一載，纂其精粹，去其繁蕪，共得二十六卷，誠醫家之雲笈瓊函，方藥之赤文綠字也。博覽有知之。一

大德重校聖濟總錄，元朝奉詔頒行者，大字大板，每卷首篇署元耶律楚材五字。明朝武林高相國家抄本，用綿紙硃格，繕寫精工，亦依內府式，大板大字。今刻小板密字，以便行笈，可携，撿方療病也。一

是書方法深奧，博學究心者，方能領會。如虛勞繁聖方，有追攝義，霍亂書全散，有刼奪義，熱痢黃連湯有吸位義，用之皆取効如神。至若調七傷，平五志，攻六氣理三因，方中有參附而用硝黃者，有桂附而用芩連者，必須

熟讀古人方經，庶幾領會方法之妙也　一書中婦人門選其胎前產後帶漏崩中，小兒門選其急慢諸風，五疳吐瀉，若一切雜證，與大人治法不殊，於大人方中，推類酌量用之　一書中運氣集定六十年，逐年可按素問，稽查茲不刻　一書中鍼灸三卷，符禁三卷，古法不易行，乳石發動二卷，今人罕此患，又食治三卷，藥食不合宜，俱不刻　一方中難得藥品，如金牙，銀牙，礜石，莽草之類，不刻，雜合之方，廢時日而不能應倉卒急需者，亦不刻　一方中藥名，仍從原本，如天麻為赤箭，牛蒡為惡實，又為鼠粘，甜桔梗為薺苨，山梔為越桃，柴胡為茈胡，土茯苓為萆薢，香附為莎草根，薄荷為雞蘇，砂仁為縮砂蔤，天花粉為栝蔞根，輕粉為膩粉，如此之類，不能更改。一方中分兩古法難用，今欲更改之，失古人之意。大約方中一兩，今用一錢，方中一分係二錢五分，今用二字，二分半一匕，有半錢至五錢者，在人以意消息加減可也。一是書成於北宋，其時四大家，劉河間、李東垣、張子和、朱丹溪無一切活套應時方法，補中益氣、逍遙、歸脾、二陳、四物、四君之類醫家遇沈痾痼疾，疑難奇異等證，用時方而不奏効，良工亦束手者，是書有神方也。

又曰：是書三副湊合，仍缺小兒方五卷，一百七十三卷至一百七十七卷止余於秘閣內府、江浙齊梁諸監古家，遍訪無有藏本，欲補全而未能，同學項視菴搜求小兒今古方論，補全五卷，議論簡要

方法詳明、可稱全璧矣、諸方以下、即其所補也、
又曰神仙服餌三卷、非烹砂煉石則嚼栢咀松、或吐納清和、
或斬除尸害、皆道藏經所備載、亦難行難用也、一概刪去、今選
其可服餌延年駐顏者方十餘道、又補益門方二十餘道、爲
養生家備用、博雅君子、求全書編閱、則余纂要一書、濟世婆
心、廣開聞見、當有賞識者矣、
四庫全書提要曰、聖濟總録纂要二十六卷、宋政和中奉敕
編、國朝程林刪定、林字雲來、休寧人、初徽宗御製聖濟經十
卷、四十二章、又詔集海内名醫、出御府所藏禁方秘論、纂輯
成編、凡二百卷、其書久而佚脱、林購求殘帙、凡得三本、互相

頁尚闕一百七十三卷至一百七十七卷不可復見以其繁重難行乃撮其旨要重爲纂輯門類悉依其舊所闕小兒方五卷則倩其友項睿補之仍冠以徽宗原序大德四年集賢學士焦惠校上序及校刊諸臣銜名考晁陳二氏書目但有徽宗聖濟經不載是書觀焦惠序稱始成於政和重刊於大定殆汴京破後隨内府圖籍北行衛渡諸人未睹其本歟今未見其原書然宋代宗尚醫藥搜羅至富就所採録古來專門授受之方尚可以見其大略其每類冠論一篇亦皆詞簡而理明均足以資考訂原本之末有神仙服餌三卷或言烹砂煉石或言嚥柏咀松或言吐納清和或言斬除三尸蓋是

時道教方興、故有是妄語、林病其荒誕、一概汰除、惟約取其壽常頤養之藥三十餘方、其別擇具有條理、故所錄諸方多可行用、與膠執古法者異焉、

王氏貺濟世全生指迷方 讀書附志作指迷集、

宋志三卷

未見

趙希弁曰、右考城王貺字子亨所著也、吳丞相敏序之、曰子亨當官不局、遇世變、嘗慨然再請出疆、使萬里云、

王明清曰、王貺字子亨、本士人、爲南京宋毅叔婿、毅叔既以醫名擅南北、貺初傳其學未精、薄游京師、甚淒然、會鹽法忽、

覺有大賈親揭示失驚吐舌遂不能復入經旬食不下咽尫羸日甚國醫不能療其家憂懼牓於市曰有治之者當以千萬爲謝況利其所售之厚姑往應其求既見賈之狀忍發笑不能制心以謂未易措手也其家人怪而詰之況謬爲大言答之曰所笑者輦轂之大如此乃無人治此小疾耳語主人家曰試取鍼經來況謾檢之偶有穴與其疾似是者況曰爾家當勒狀與我萬一不能治則勿尤我當爲若鍼之可立效主病者不得已亦從之急鍼舌之底抽鍼之際其人若委頓狀頃刻舌遂伸縮如平時矣其家大喜謝之如約又爲之延譽自是翕然名動京師既小康始得盡心肘後之書卒有聞

於世事之偶然有如此者，況後以醫得幸，宣和中爲朝請大夫，著全生指迷論一書，醫者多用之。揮麈餘話

陳振孫曰：指迷方三卷，考城王貺子亨撰，吳丞相敏爲之序。貺爲南京名醫宋毅叔之壻，宣和中以醫得幸，至朝請大夫。

四庫全書提要曰：全生指迷方四卷，宋王貺撰。是書宋史藝文志作三卷，而傳本久絶，故醫家罕所徵引，或至不知其名。今撿永樂大典所收案條掇拾，雖未必盡符原本，然大要已略具矣。方書所載，大都標某湯某丸主治某病，詳其藥品銖兩而止。獨貺此書，於每證之前，非惟詳其病狀，且一一論其病源，使讀者有所據依，易於運用。其脉論及辨脉法諸條，皆

明白曉暢凡三部九候之形病證變化之象及脈與病相應不相應之故無不辨其疑似剖析微茫亦可爲診家之樞要謹詳加訂正分爲二十一門依類編次而以論脈諸篇冠之於首因篇頁相繁釐爲四卷不復如其原數爲

李氏（崇覺）燕臺集

宋志五卷

佚

雷氏（繼暉）神聖集

宋志三卷

佚

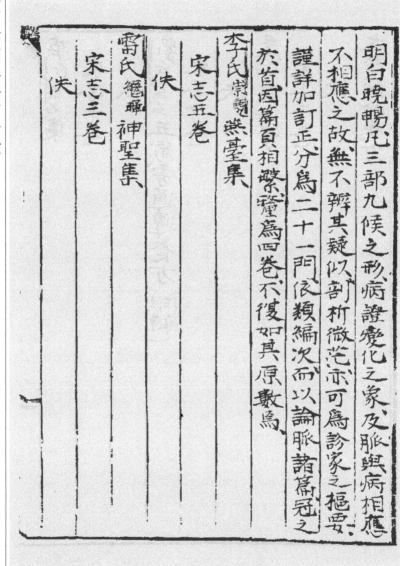

華氏闕名集
宋志十卷
佚
劉氏闕名五藏旁通導養方注導一作道
宋志一卷
佚
晨昏寧侍方
宋志二卷
佚
大寶神驗藥方

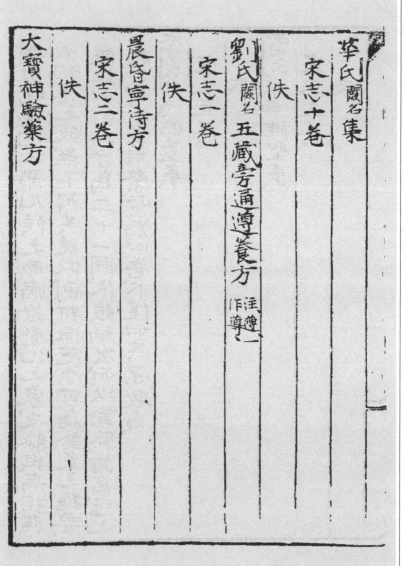

宋志一卷

佚

悟玄子安神養性方

宋志一卷

佚

已名氏雜用藥方

宋志五十五卷

佚

杜氏闕名集驗

宋志一卷

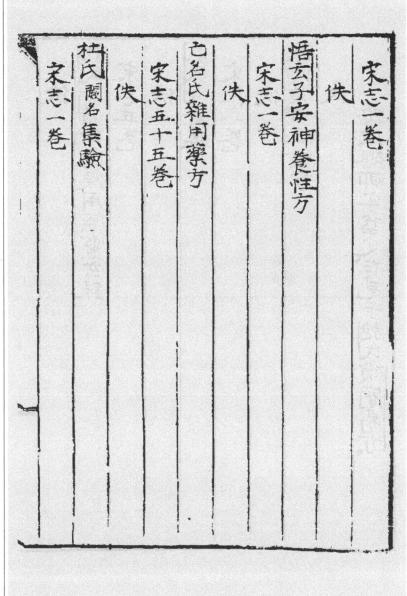

佚

郭氏行營拾遺候用深靈玄録

宋志五卷

佚

代氏榮醫鑑

宋志一卷

佚

陳氏總卿經驗方

佚

按陳總卿字華父，右見于施氏續簡易方。

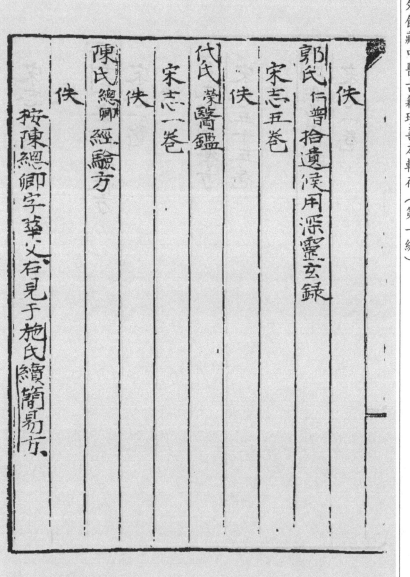

梁氏闕名總要方

佚

何氏元弼神効方

佚

梁氏國佐見効方

佚

按右見于宋氏集驗方、

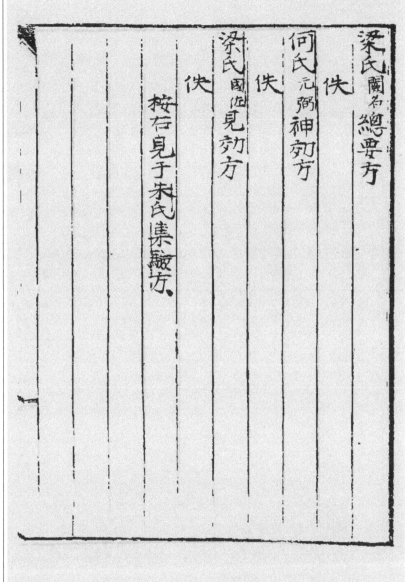

醫籍考卷四十七

# 醫籍考卷四十八

東都 丹波元胤紹翁 編

## 方論 二十六

### 許氏叔微普濟本事方

宋志十二卷

存

自序曰、醫之道大矣、可以養生、可以全身、可以盡年、可以利天下與來世、是非淺識者所能爲也、苟精此道者、通神明奪造化、擅回生起死之功、則精神之運、必有默相於冥冥之中者、豈可謂之藝與技術爲等耶、竊疑上古之時、如岐伯輔黄、帝、伊尹相商王、皆有方書、以療民瘼、殆及後世、周有和緩、秦有扁鵲、漢有倉公、魏有華佗、宋有徐文伯、唐有孫思邈、又皆神奇出人意表、背望踵躡、代不乏人、自茲以往、其妙不傳、間有能者、僅可一二數、何古人精巧如是、而今人之不逮也、予嘗思之、古人以此救人、故天畀其道、使普惠含靈、後人以此射利、故天嗇其術、而不輕畀予、無足疑者、余年十一、連遭家禍、父以時疫、母以氣中、百日之間、併失怙恃、痛念里無良醫、束手待盡、及長成人、刻意方書、誓欲以救物爲心、杳冥之中、似有所警、年運而往、今逼桑榆、謾集已試之方、及所得新意、錄以傳遠、題爲普濟本事方、孟啓有本事詩、楊元素有本事

典皆有當時事實、庶幾觀者見其曲折也、余既以救物爲心、
予而不求其報、則是方也、爲得不與衆共之
孝忠跋曰、右許知可本事方、并目錄制度共十二卷、是書一
方一論、切病證而用之、蠲病起死、有非常之功、如言氣厥不
可作中風候、益腎用滋潤之藥、五蠱能殺人、及區別腸風藏
毒蠱痔不同、皆所以破後人之疑誤、至於論說傷寒兩卷、尤
發明仲景指意、善用之者、如以是論扣是鐸、一一契合、無毫
釐差、山陽范應德先生、蓋知可高弟、深得其法、孝忠童稚嘗
從授書、見其切脈用藥、不與今醫者相似、家叔與之游、此方
所從發也、後刊板武昌、苦無善本、以正訛謬、及歸老萊山、意

頗闕然，因孝忠侍見，屢及之，欲更定而不可。歲且一紀，孝忠來官夷陵，有蜀人劉奇者，老於醫，砭又尤工，誦經絡如流水。遂相與許證甚悉，又從鄂渚劉君邦佐參攷，爲問其所未知，釋其所可疑，於是爲備制度、炮炙，各疏其下，方證腧穴有所未具者，附益之凡六十有一，又校定字畫，增者二百二十有四，減者六，乙者七，正其誤者三百三十有四，鋟木家塾，于以成叔父之志。夫許氏之本心，寔其親之隕於醫，發憤此書，濟世而不求其報，用意到，故無一不可用者。後之人，絡脈證候之不分，新陳寒涼之無別，精觕畢用，炮制非法，而於書有疑，爲是不可與言也。淳熙乙巳五月旦日，孝忠謹書。

陳振孫曰、本事方十卷、維揚許叔微知可撰、紹興三年進士第六人、以藥餌陰功見於夢寐、事載夷堅志、晚歲取平生已試驗之方、併記其事實、以為此書、取本事詩詞之例以名之

四庫全書提要曰、類證普濟本事方十卷、宋許叔微撰、叔微字知可、或曰揚州人、或曰毘陵人、惟曾敏行獨醒雜志作真州人、二人同時、當不誤也、紹興二年進士、醫家謂之許學士、宋代詞臣、率以學士爲通稱、不知所歷何官也、是書載經驗諸方、兼記醫案、故以本事爲名、宋國禎湧幢小品、載叔微嘗獲鄉薦、春闈不利而歸、舟次平望、夢白衣人勸學醫、遂得盧扁之妙、凡有病者、診候與藥、不取其直、晚歲取平生已試之

方，併記其事實，以為本事方，取本事詩之例以名之，云云，即指此書，然考獨醒雜志，叔微雖有夢見神人事，而學醫則在其前，不知國禎何本也。叔微於診治之術，最為精諳，故姚寬西溪叢語稱許叔微精於醫，載其論肺蟲上行一條，以為微論其書，屬詞簡雅，不諧於俗，故明以來不甚傳布，此本從宋槧鈔出，其中凡几字皆作凢，猶是漢張機傷寒論、金匱要略舊例也。國禎又記叔微所著，尚有擬傷寒歌三卷，凡百篇，又有治法八十一篇，及仲景脉法三十六圖，翼傷寒論二卷，辨類五卷，今皆未見傳本，疑其散佚矣。

類證普濟本事方後集

十卷

存

亡名氏治病須知

書録解題一卷

佚

陳振孫曰，不知名氏，專論外證，以用藥之次第，爲不能知脈者設也。

張氏致遠瘴論

宋志二卷

佚

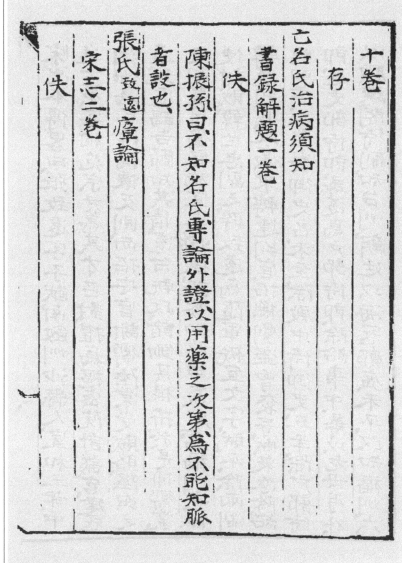

宋史本傳畧曰張致遠字子猷南劍州沙縣人宣和三年中進士第宰相范宗尹薦其才召對擢爲樞密院計議官建寇范汝爲已降猶懷反側命招安官謝嚮陸棠受賊賂陰與之通致遠詣告歸知其情還白執政諸鋤其根株於是捕嚮棠及制置司屬官施宜生付獄詔參知政事孟庾爲福州宣撫使討賊韓世忠副之辟致遠爲隨軍機宜文字賊平除兩浙轉運判官改廣東轉運判官招撫劇盜曾衮等賊衆悉降紹興四年以監察御史召未至除殿中侍御史五年除戶部侍郎進吏部侍郎尋復爲戶部侍郎除給事中尋以老母丐外以顯謨閣待制知台州朝廷以海寇鄭廣未平改知福州六

年八月、廣等降、致遠選留四百人、置營城外、餘遣還、遂業復遣廣討他郡諸盜、數月悉平、八年正月、再召爲給事中、出知廣州、尋以顯謨閣待制致仕、十七年卒、年五十八、致遠鯁亮有學識、歷臺省侍從、言論風旨、皆卓然可觀、

鄭氏樵鶴頂方

宋志二十四卷、

佚

鄭樵曰、五六年爲天文地理之學、爲蟲魚草木之學、以蟲魚草木之所得者、作爾雅註、作詩名物誌、作本草成書、作草木外類、以方書之所得者、作鶴頂方、作食鑑、作採治錄、作畏惡

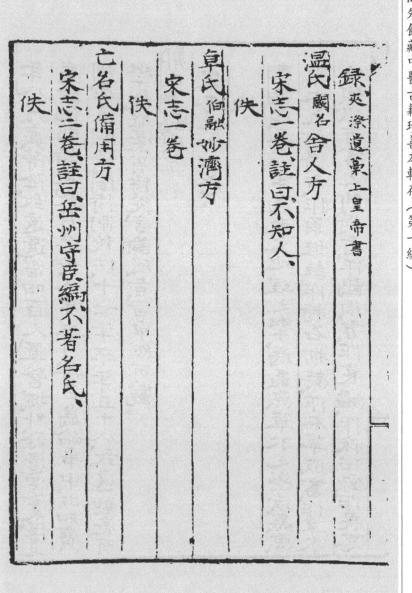

録丞　濮遺藁上皇帝書

溫氏闕名舍人方
宋志一卷，註曰不知人，
佚

阜氏伯融妙濟方
宋志一卷
佚

亡名氏備用方
宋志二卷，註曰岳州守臣編，不著名氏，
佚

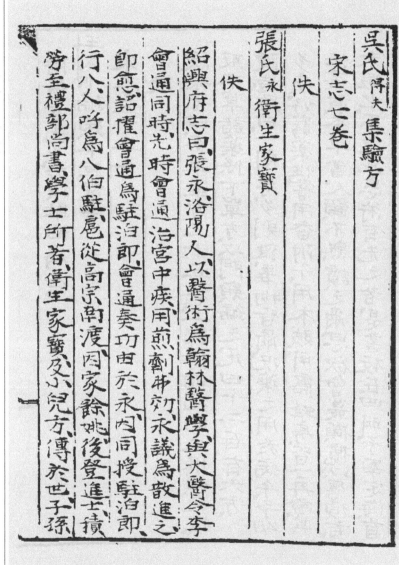

吳氏得夫集驗方

宋志七卷

佚

張氏永衛生家寶

佚

紹興府志曰：張永，洛陽人，以醫術爲翰林醫學，與大醫令李會通同時。先時會通治宮中疾，用煎劑弗効，永議爲散進之，即愈。詔擢會通爲駐泊郎。會通奏功由於永，因同授駐泊郎。行八，人呼爲八伯。駐扈從高宗南渡，因家餘姚。後登進士，積勞至禮部尚書、學士。所著《衛生家寶》及《小兒方》，傳於世。子孫

精醫者甚多、皆以駐泊爲名、

王氏俣編類本草單方

宋志三十五卷

佚

陳振孫曰、本草單方三十五卷、工部侍郎宛邱王俣碩父撰、取本草諸藥條下單方、以門類編之、凡四千二百有六方、

陳造跋曰、一則專、多則雜、事物皆爾、況藥之用於病乎、予幼多疾、好窮藥性、嘗用香附子、用木賊、用露蜂房、皆一再驗其法盡載本草書、人顧不熟讀之爾、思欲會蕞擷攬以應須者、未暇也、不意此惠術有先之者、是書板在四明、予寀定海、首

得之，列爲三十五卷，始于服餌，終于婦人小兒，雜療法亦備矣。然條分類別，一閲可見，益知昔人世不乏才賢有識，所在有之。裴校藏祕，不惟自衛，旁濟疇其夙心，而不假編集之勞，晏享此利。紹興辛亥十二月朔書。書之何害喜也。（江湖長翁集）

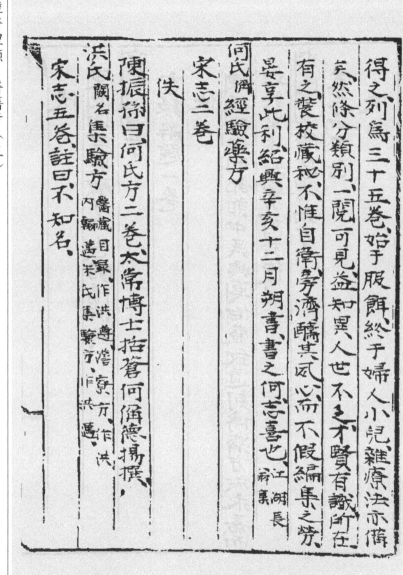

何氏備經驗藥方

宋志二卷。

佚

陳振孫曰：何氏方二卷，太常博士括蒼何偁德揚撰。

洪氏（闕名）集驗方（醫藏目録作洪遵濟衆方，作洪内編遵洪氏集驗方，作洪遵）

宋志五卷，註曰不知名。

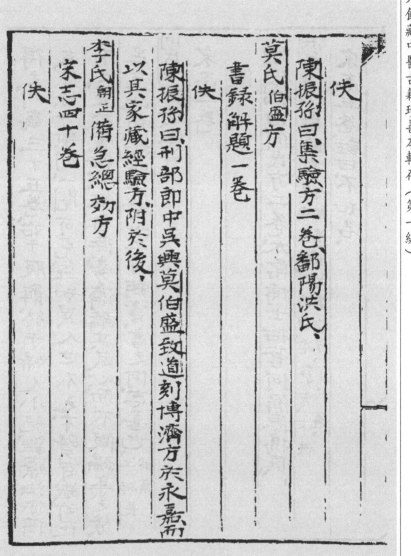

佚

陳振孫曰集驗方二卷鄱陽洪氏

莫氏伯盛方

書錄解題一卷

佚

陳振孫曰刑部郎中吳興莫伯盛致道刻博濟方於永嘉而以其家藏經驗方附於後

李氏朝正備急總效方

宋志四十卷

佚

陳振孫曰、備急總効方四十卷、知平江府溧陽李朝正撰、大抵皆單方也、

孫氏紹遠大衍方

書錄解題十二卷

佚

陳振孫曰、朝散大夫孫紹遠稽仲撰、凡藥當豫備者、四十九種、故名大衍、所在易得者不與焉、諸方附於後、

錢氏竽海上方

宋志一卷

佚

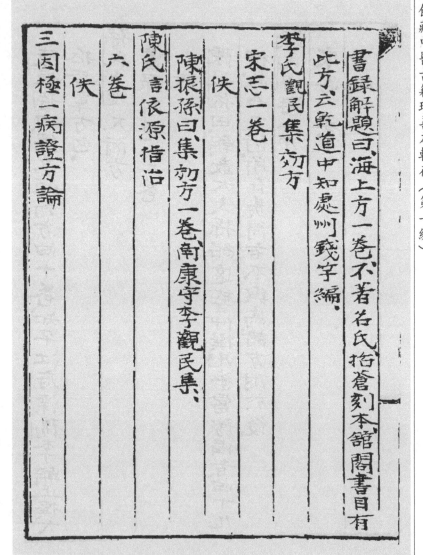

書録解題曰、海上方一卷、不著名氏、括蒼刻本、舘閣書目有

此方、云乾道中知處州錢竽編。

李氏觀民集効方

宋志一卷

佚

陳振孫曰、集効方一卷、南康守李觀民集、

陳氏言依源指治

六卷

佚

三因極一病證方論

宋志六卷　按通行本分作十八卷

存

自序曰、余紹興辛巳爲葉表弟楠伯材集方六卷、前叙陰陽病脈證次及所因之說、集註脈經、類分八十一門、方若干道、題曰依源指治、伯材在行朝得書、欲託貴人刊行、未幾下世、遂巳、淳熙甲午、復與友人湯致德遠、慶德夫論及醫事之要、無出三因、辨因之初、無踰脈息、遂舉脈經曰、關前一分、人命之主、左爲人迎、右爲氣口、蓋以人迎候外因、氣口候內因、其不應人迎氣口、皆不內外因、儻識三因、病無餘蘊、故曰醫事之要、無出此也、因編集應用諸方、類分一百八十門、得方一千五十餘道，題曰三因極一病源論粹。或曰：現行醫方山積，便可指示，何用此爲？殊不知晋溪所集，不識時宜，或詮次涵渚，或附會雜揉，古文簡脱，章旨不明，俗書無經，性理乖悮，庸輩妄用，無驗有傷，不削繁蕪，罔知樞要。乃辨論前人所不了義，庶幾開古賢之蹊徑，爲進學之階滕，使夫見月忘指可也。於是乎書。青田鶴溪陳言無擇序。

陳振孫曰：三因極一方六卷，括蒼陳言無擇撰。三因者，内因、外因、不内外因，其説出金匱要略，其所述方論，往往皆古書也。

處州府志曰：陳言，字無擇，青田人。敏悟絶人，長於方脈，治病

立効有不可救者則預告以期晷刻無爽作三因方論研窮受病之源用藥之等醫者宗之其徒王碩爲簡易方并三論行於世

四庫全書提要曰三因極一病證方論十八卷宋陳言撰言字無擇青田人是書分别三因歸於一治其説出金匱要略三因者一曰内因爲七情發自藏府形於肢體一曰外因爲六淫起於經絡舍於藏府一曰不内外因爲飲食飢飽叫呼傷氣以及虎狼毒蟲金瘡壓溺之類每類有論有方文詞典雜而理致簡核非他家俚鄙冗雜之比蘇軾傳聖散子方葉夢得避暑録話極論其謬而不能明其所以然言亦指其通

治傷寒諸證之非、而獨謂其方爲寒疫所不廢、可謂持平、吳澄集有易簡歸一序、稱近代醫方、惟陳無擇議論最有根柢、而其藥不驗、嚴子禮剽取其論、而附以平日所用經驗之藥、則兼美矣、是嚴氏濟生方、其源出於此書也、宋史著録六卷、陳振孫書録解題亦同、此本分爲十八卷、蓋何鉅所分、第二卷中太醫習業一條、有五經二十一史之說、非南宋人所應見、然證以諸家所引、實爲原書、其詞氣亦非近代所及、疑明代傳録此書者、不學己術、但聞有二十一史之說、遂妄改古書、不及核其時代也、

按侍醫河野君通 所藏宋槧三因方、亦爲十八卷、則

知非後人所分、陳振孫以無擇自序有紹興中集方六卷之語、誤與是書相混、宋志遂承其謬也、宋本及通行本、大醫習業、條作五經諸史、不載廿一史之語、

王氏碩易簡方

宋志一卷

佚

自序曰、醫言神聖工巧尚矣、然有可傳者、有不可傳者、就其可傳者言之、其略則當先診脈、次參以病、然後知為何證、始可施以治法、古人所謂脈病證治四者是也、假如頭疼發熱、人總謂之感冒、不知其脈浮盛、其病惡風自汗、其證則曰傷

風、治法當用桂枝、若其脉緊盛、其病惡寒無汗、其證曰傷寒、治法當用麻黃、或二證交攻、則兩藥兼用、儻脉之不察、證之莫辨、投傷寒以桂枝、投傷風以麻黃、用藥一誤、禍不旋踵、又況六淫外感、七情內賊、停寒、蘊熱、痰飲、積氣、交互爲患、證候多端、亦有證同而病異、證異而病同者、尤難縷舉、若欲分析門類、明別是非、的用何藥、誰不願此、奈何素不知脉、況自古方論、已不可勝紀、寧能不惑於治法之衆、將必至於嘗試而後已、用藥顛錯、諸證蜂起、殆有甚於桂枝麻黃之誤、古語有之、省方三年、無病可治、治病三年、無藥可療、正謂是也、故莫若從事於簡要、今取常用之方、凡一劑而可以外候兼用者、詳着其義於篇底，幾一見而知。縱病有相類，所證或不同，亦可均以治療。假如中風，皆不知人，四肢不收，六脈沈伏，亦有脈隨氣奔，指下洪盛，當是之時，脈亦難別，徒具諸方，何者爲對。加之有中寒、中暑、中濕、中氣、痰厥、飲厥之類，證大不同，而外候則一。急欲求其要領，則皆由內蓄痰涎，因有所中，發而爲病。總治之法，無過下氣豁痰，可解緩急。氣下痰消，其人必蘇。自餘雜病，以類而求其稍輕者，對方施治，自可獲愈；或未全安，亦可藉此以俟招醫。若夫城郭縣鎮，烟火相望，衆醫所聚，百藥所備，尚可詢問。其或不然，津塗脩阻，寧無急難倉皇，閒據可辦集。今取方三十首，各有增損，備㕮咀生料三十品及市肆常貨圓藥一十種，凡倉猝之病，易療之疾，靡不悉具。惟虛損、癩瘧、勞瘵、癥瘕、渴利等患，既難亟愈，不復更録。是書之作，蓋自大丞相葛公始辭國政，歸休里第，命碩以常所驗治方，抄其劑量大槩，以備緩急之須。碩自惟么麽不學，辱丞相知遇，不敢辭也。已而士夫間頗亦知之，不以其膚淺而訪問者踵至，遂因已編類，首揭其綱目，更加辯析於其間，其略亦粗備矣。儻或可采，收不與衛生家之共之。承節郎新差監臨安府富陽縣酒稅務王碩述。

陳振孫曰：易簡方一卷，永嘉王碩德膚撰。增損方三十首，㕮咀藥三十品，市肆常貨圓子藥十種，以爲倉卒應用之備。其

書盛行於世、

劉辰翁曰、自易簡方行、而四大方廢、下至三因百一諸藏方廢、至局方亦廢、亦猶中庸大學顯、而諸傳義廢、至詩書易春秋俱廢、故易簡方者、近世名醫之藪也、四書者、吾儕之易簡方也、須溪記鈔濟菴記

楊士瀛曰、易簡方論、前後活人、不知其幾、近世之士、類以春秋之法繩之、曰易簡繩愆、曰增廣易簡、曰續易簡、借古人之盛名、以自伸其臆說、吁、王氏何負於人哉、余謂易簡方論、後學指南、四時治要、議論似之、自有人心權度存焉耳、況王氏晚年斟量、更定者不一、日月薄蝕、何損於明、若夫索瘢洗垢

矯而過焉、或者公論之所不予也、

亡名氏校正註方易簡方論

一卷

存　　疑帝貞書可考

題詞曰、此書乃親傳真本、復加校正、與坊肆所買者、大相遼絶、補闕漏者二十餘段、如降氣湯論、論症氣之類、是也、論中多舉局方等藥、而不載方、今並註其下、計三十餘方、如小續命湯之類、是也、若論中舉其名、而方見於他段者、則不復更詳、如白术酒、术附湯之類、是也、至於市肆圓子、不曾該載治療、修合之法、則人欲自行修製者、必須參以局方而後可、今並該載其法，略無差闕，信爲大備，家有其書，則凡遇疾病，一披閱之，瞭然畢見，且板小字淨，水陸之間，便於携帶，尤爲盡善收書者自鑒別，

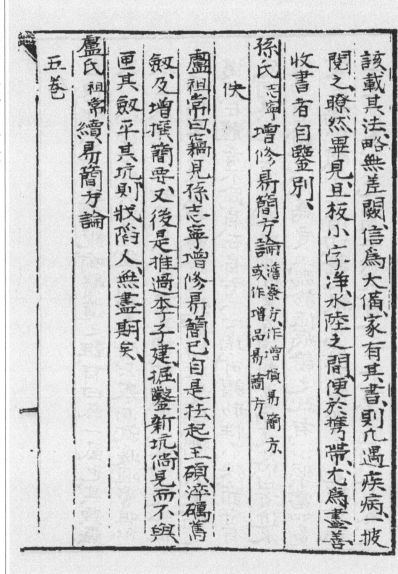

孫氏志寧增修易簡方論（濟齋方，作增損易簡方，或作增品易簡方）

佚

盧祖常曰，竊見孫志寧增修易簡，已自是拈起王碩滓礪舊斂，及增撰簡要，又後是推過李子建，捱鑿新坑，尚見而不與匣其斂，平其坑，則狀附人，無盡期矣，

盧氏祖常續易簡方論

五卷

存

自後序曰先哲述顯說喻醫道之難有曰虱一虱也其類蟲其形尟其患痒其害輕空思明而喜暗去寒而就煖咂膚咀血求匹成孕本不知其自亦不有其種初因惱人搔而獲之惟一而已及其盛也纍纍於衣縫紛紛於髮鬢捫之不盡櫛之復有在體者不踰肩在肩者不下項可謂形性不殊節守有定何其色一有異畏惡頓別黑者值藜蘆而衰落白者近水銀而暗亡觀此凡爲良工臨診值病證之純者治藥當如童蒙之囑小對字字清切證之駁者處方當如才子之破合題字字包盡又云一鬻蔏生藥家有子年十七已冠頭上多虱父

取水銀製髻繩、以辟之、踰旬蟣虱如故、荏苒容顏萎黃、精神憔悴、時云頭冷、又疑其子思食致患、更醫只作思色調理、皆無寸功、父常齋道、道一日齋者見其子臥羸、起問其故、父聲情語之、道人詳其頭冷、便曉患生水銀、徐徵曰、無藥可治、惟貧道有術以起之、只製銀梗二條、如鼻竅大、各長二寸四分、按二十四氣、梗須平容、貧道明早料理、患家深信其說、道人果如約至、索銀梗、呵況數四、納患子鼻中、揖曰、且退、近暮再至、緩手取出銀梗視之、大笑、以爪甲剔下水銀十數、滴示其家人、一毫無取、怡怡而去、恍之不留其子乃安、又因閱神農經、乃見水銀之性、入人肉令人百節攣縮、入人腦能蝕人膩至盡。道人以銀梗引水銀，蓋知以水銀性能餂銀耳。凡所施爲，無非神其術以動患家之信心。即是而觀，良工爲學不可不博，見識不可不廣，人命不可不重，取財不可不輕，用藥不可不防患。不如是，不足以盡醫道。安宜不知其難，習易簡簡要爲師，借法而求食也。重命君子欲服易簡簡要之藥，敢請以糾繆參之，可殺則投，可服則服，無蹈病未必殺人藥之殺人多矣之深戒。

按盧祖常，永嘉人，別號砥鏡老人。書中稱愚亦嬰異疾，因有所遇，癖於論醫，吾鄉良醫陳無擇先生每一會面，必相加議。據此，祖常爲紹興已後人。是書於王氏并志

穿二家，遂件糾剔，不遺餘力，毒罵之甚，非爲續述者所
其名書，以不可解，考濟察方引是書，作易簡方糾繆，始
知後序所謂，請以糾繆劵之之語，蓋指其所著，須讀之
名氏撮壞集，醫書部有易簡方糾繆，想後人與施氏書
合梓，因改舊目，加以後集二字者歟，

施氏（發）續易簡方論

六卷

存

題詞曰，王德膚作易簡方，大槩多選於三因，而附以他方，增
損之，今世士夫，孰不家置一帙，以治病提要，無踰此書，但其間

有失點勘未免大醇而小疵、予與德齋歲有半面之好、非敢求多之也、特以人命所關不容緘嘿、於是表而出之、予豈好辯哉、永嘉施發政卿撰、

後序曰、醫家著書立言以貽世、而脉理精微、難以遽解、要當明示其虛實冷熱之證、使人易於適從可也、王氏此方、若曰易簡、士大夫往往以便於觀覽、故多用之、然其於虛實冷熱之證、無所區別、謂之爲簡、無乃太簡乎、此予續論之作、所以不能自已也、區區管見若此、烏知後人之不我是耶、淳祐癸卯夏五蹁旬、敬書于寓室桂堂、

僧繼洪曰、施發著續易簡方、謂二生飲方、王氏云、治卒中昏

不知人、痰氣上壅、咽喉作聲、無問外感風寒、內傷喜怒、或六脈沉伏、或指下浮盛、並宜服之、其誤後學者多矣、殊不知中風中寒、中濕中氣、六脈沉伏者、固可隨證增損用之、若指下浮盛、其脈必浮而洪數、此即挾熱中風之候、焉可投以烏附大熱之劑、如或用此、是以火益火耳、須先以稀涎散、微微去其涎、俟稍蘇、然後以加減小續命湯發散之、斯為得矣、今之為醫者、所習多易簡、凡見中者、不辨其冷熱、遽投三生飲、三生未效、嗣以三建湯、三建湯復然、其技止於靈丹而已、欲僥倖萬一之中、而有時足以害人、皆王氏啓之也、更有中暑一證、亦使人噎悶、昏不知人、其脈則虛弱而微遲、或者不審、以三生飲治之禍不旋踵可不謹諸是乃施發之說也繼洪嘗讀醫餘一編有謂中風脈不大者非熱也是風脈也之中疾氣鬱痰結脈多沉伏故亦有浮而非熱沉而非實皆是乃王氏不拘脈而用三生飲之祖意也亦未爲全不是然則果其脈浮數而證有挾熱豈不誤人哉王氏又云不問外感内傷矣之尤甚焉固不可詳施發之說也第施之辨脈猶未詳攷王之辭亦有強而奪理處故嘗謂諸師易簡方論交相抵訶各有偏枯且惟紛紛於藥畏更不言及人之臟腑有陰陽禀賦有厚薄安得公論之士爲之裁斷云　濬案方

徐氏 若虚 易簡歸一

佚

吳澄序曰，近代醫方，惟陳無擇議論最有根底，而其藥多不驗。嚴子禮删取其論，而附以平日所用經驗之藥，則既兼美矣。王德膚學於無擇，易簡三十方，蓋特為窮鄉僻原醫藥不便之地，一時救急而設，非可通於久遠，而語於能醫者流也。是以不免於容易苟簡，其有以來施盧之攻也，宜。且加瘧痢之證，病源不一，治法自殊。世有執無痰不成瘧，無積不成痢之說，而槩用一藥者，或驗於甲，而不驗於乙。人但咎其藥之不靈，而孰知由其辨之不明哉。數見病瘧者，對證依施氏用藥。又數見病者，對證依嚴氏用藥，證各不同，無不應手愈。信夫對證之明、而處方之當者、其効如此、德膚局以四獸斷下二藥、豈可不究也耶、德膚以來、增補其書者凡三、曰孫、曰施、曰盧、豫章徐若虛、昔以進士貢儒、而工於醫、又取四易簡而丘之、名曰易簡歸一、其論益微密、其方益該備、施盧豈當避席、而況王若孫乎、雖然、微密非易也、該備非簡也、非易非簡、而猶曰易簡、蓋不忘其初、吾取其有功於愈疾、有德於人、而已、於書之難易繁簡也、夫何計、文集

按醫方類聚中所載王氏易簡方、與德膚書不同、不知出于何人、其體例亦類錄四家、而成編、豈徐若虛所著者歟、山本菉園乞嘗輯爲一卷、雖非完璧、使覽者易於

運用也、

夏氏德撰 衛生十全方

宋志十三卷

佚

四庫全書提要曰、衛生十全方三卷、奇疾方一卷、宋夏德撰、德字子益、其里貫始末未詳、是書有唐仲友原序、云、友人夏子益裒其師傳之方、經常簡易用輙得效者、爲十卷、并取傳所家藏他方、擇其佳者、爲二卷、附以自著奇疾方一卷、共十三卷、則此書非一人之所著、觀其治腰腎疼方、即唐鄭相國方、其明證也、今從永樂大典錄出、輯爲上中下三卷、雖與原書卷數十不逮其三四然諸證方藥論說亦已略具其中如肝脹離魂眼見禽蟲飛走及眼赤渾身生斑毛髮起如銅鐵鼻中毛長五尺口鼻腥臭水流有鐵色蝦魚等證皆罕見之變怪而治法甚爲平近蓋本於相傳禁方不主尋常之軌轍他如奏功散之治產後中風率皆平正簡當則固非徒矜新異者矣書錄解題僅載奇疾方一卷宋史藝文志所載則書名卷數與仲文序並合其奇疾三十八方已附見傳信適用方中又散見本草綱目中然不可以他書所引轉廢其本書故仍輯爲一卷附之於後至其孰爲師傳之十卷孰爲家藏舊方之二卷則已不可辨別故亦合而編之焉

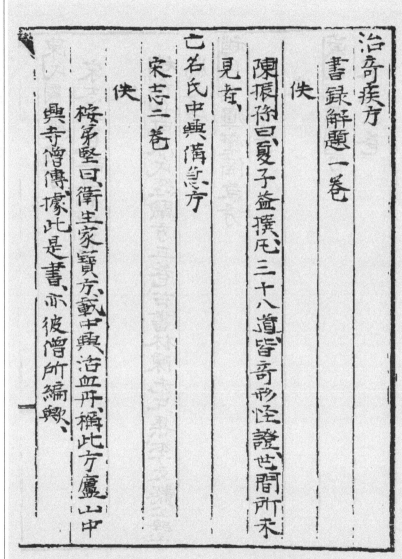

治奇疾方

書録解題一卷

佚

陳振孫曰夏子益撰凡三十八道皆奇形怪證世間所未見者

亡名氏中興備急方

宋志二卷

佚

按弟堅曰衛生家寶方載中興治血丹稱此方廬山中興寺僧傳據此是書亦彼僧所編歟

陳氏闕名經驗方
宋志五卷，註曰不知名。
佚
趙希弁曰：陳氏經驗方五卷，右書林陳先生集，李文懿公璧爲之序。
趙氏鑄瘴瘧備急方
宋志一卷
佚
黄氏環備問方
宋志一卷

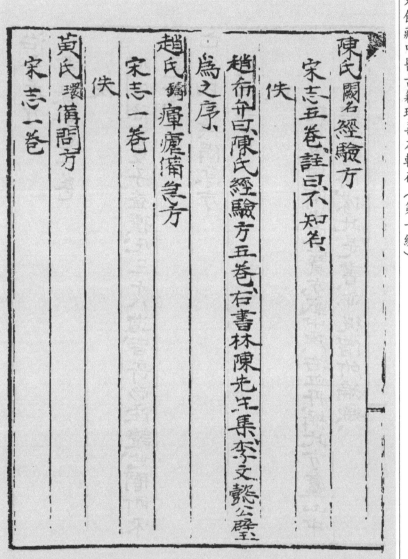

佚

王氏世明濟世萬全方

宋志一卷

佚

亡名氏安慶集

宋志十卷

佚

吳氏彥夔傳信適用方

宋志一卷

未見

陳振孫曰傳信適用方二卷稱、拙菴吳彥夔淳熙庚子、
四庫全書提要曰、傳信適用方二卷、不著撰人名氏、宋史藝
文志載此書、亦不云誰作、而別有劉禹錫傳信方二卷、考此
書每方之下、皆註傳自某人、中有引及和劑局方者、必非禹
錫書也、書錄解題、有傳道適用方二卷、稱拙菴吳彥夔淳熙、
庚子撰、與此本卷帙正同、知此即彥夔之書、傳寫譌信爲道
也、此本由宋槧影寫、前後無序跋、所錄皆經驗之方、中有八
味圓問難一條、尤深得製方之旨、其餘各方、雖後人之選用、
而採擇未精者尚多、末附夏子益治奇疾方三十八道、其書
罕見單行之本、明李時珍本草綱目所載、疑或從此鈔出也、

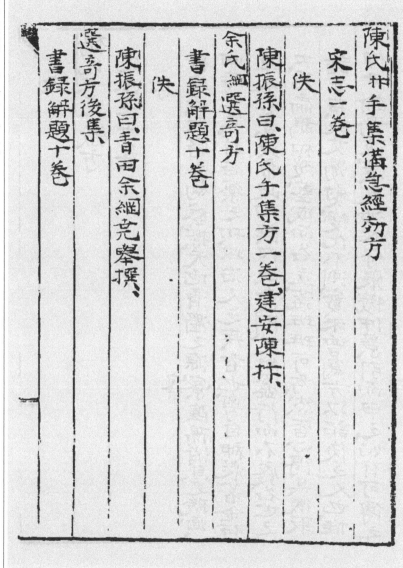

陳氏卄手集備急經効方

宋志一卷

佚

陳振孫曰，陳氏手集方一卷，建安陳抃。

余氏網選奇方

書録解題十卷

佚

陳振孫曰，青田余綱克擧撰。

選奇方後集

書録解題十卷

佚

楊氏佚家藏方

宋志二十卷

存

自序曰夫醫之爲藝探天地清濁之源察陰陽消息之機順
四時之宜藉百藥之功以治人之疾者也粤自神農著金石
草木之書黄帝岐伯譔内經素問其學盛行而不廢在世之
士若扁鵲和緩藝成而名立蓋班班可考然皆心得其微取
諸左右砭艾湯熨變化不測實未曾爲方以詔後之人也惟
伊尹論湯液漢長沙太守張機仲景引而申之始有可傳之

方、蓋已末矣、夫疾病之變無窮、而吾之爲方有限、欲以有限之方、適無窮之變、其不附會臆度、繆以毫釐者、鮮矣、是以有經絡形證之辨、有增減參伍之法、神而明之術其人焉乎豈以後人若扁鵲和緩者、不可覬一得於千百年之間、而人之有疾、蓋死生於呼吸之際、不得已而有是也歟、由是言之後之醫、以方爲書者、凡有一得之効、舉不可廢也、余家藏方甚多、皆先和武恭王、及余經用、與耳目所聞嘗驗者也、朅來當塗郡事、多暇日、發篋出之、以類編次、凡用藥相似而責効不同者、備列之、得一千一百一十一道、蓋今之爲醫者、皆有自嘗試之方、深藏篋中、不輕以語人、僥倖一旦之售、以神其術

今余之所得乃良醫之深藏而不語人者也方將使人家有
是書集天下良醫之所長以待倉卒之用不亦慈父孝子之
心乎於是鋟木郡齋以廣其傳云淳熙五年三月乙未朔
代郡楊倓序

宋史楊存中傳曰存中子倓簽書樞密院事昭慶軍節度使
陳振孫曰楊氏方二十卷樞密楊倓子靖以家藏方一千一
百十有一首刻之當塗世多用之
按子靖仕履宋史不詳今考之錢塘六和塔石刻四十
二章經第三十八段子靖所書署曰左朝請郎尚書都
官員外郎兼玉牒所檢討官兼權戶部員外郎楊倓崔

敕詩、玉堂類藁、有楊倓除節度使制、稱特授靖海軍節度使依前提舉佑神觀進封繁時郡開國侯加食邑五百户、食實封二百户、又有賜徽猷閣學士太中大夫提舉神佑觀楊倓上表再辭免除靖海軍節度使簽書樞密院事進封雁門郡開國侯加食邑實封不允仍斷來章批答、又有賜昭慶軍節度使楊倓辭免知荊南府不詔不得更有陳請詔又有賜昭慶軍節度使提舉隆興府玉隆萬壽宮楊倓上表、再免知江陵府、不允、不得再有陳請詔是皆可以補史之遺文

胡氏元質總効方

宋史十卷

佚

按東齋延爾跋楊氏方曰、樞密洪楊二公、給事胡公、前後守當塗、各有方書、鋟木于郡中、亦遺愛之一端也、其名曰洪氏集驗、楊氏家藏、胡氏經効之此胡氏方、似允質所著、而宋志總字恐是經訛、

陸氏游續集驗方

宋志二卷

佚

跋曰予家自唐丞相宣公、在忠州時、著陸氏集驗方、故家世

喜方書予宦遊四方所獲亦以百計擇其尤可傳者號陸氏續集驗方刻之江西倉司民爲心齋淳熙庚子十一月望日吳郡陸某謹書 文集

朱氏端章衛生家寶方

宋志六卷

闕

徐安國序曰傳云古之人不在朝廷之上必居醫卜之中醫卜賤伎而有道之士所注意焉何也吉凶死生民之大患也卜以知來醫以起死與民同患孰先斯二者故世之奇人道不時遇和光同塵與世俯仰不醫卜於人間則賣藥於都市

蓋憂國患民無所發洩不得不然也若乃進而撫世澤加於民視醫卜之伎猶日中之爝火耳何足溷吾天君耶今有人焉不以聲華榮利易其心而刻意方藥形愁思耿若逃世之士不得志者之所爲是必愛人利物之誠發於天性有不容自已者則古岐伯伊尹大倉公張長沙其人也而今於南康郡守朱公端章見之焉公政不徒善志在及物曰問民疾苦州刺史事也而民之疫癘則疾苦之大者吾可勿問乎迺辨四時寒暑燥濕之氣處方治藥家訪廬給且日以之全活者衆矣復於暇日召州從事徐安國出方書數編示之曰此書傳自先世或經手録無慮百方世莫得睹將廣其應捜羅未

盡而利不博，盡爲余增廣之。僕久蓄是志，耳剽目竊，編類猥多，稟命而退，復加訪討，或僚朋秘以全生，卿貴貴珍而世衛，寒儒窮年集驗，方士肘後密傳，一旦盡得之，刪去繁重，采掇秘要，與類相從，咸歸於條貫，就道齊而正焉。公喜而名之曰衛生家寶，共八百餘方，凡四十三門，鋟諸板以遺天下與來世。噫，是書比千金、聖惠雖略，比本事、必用則詳，家藏一本，以備緩急，老幼可安堵矣。仁人之利，豈不博哉！或曰：用藥如用兵，徒守古法，不知合變，鮮不敗事者，紙上語何可恃耶？僕曰：不然。醫之有方書，如射之有正鵠，雖不必中，而失亦鮮矣。若夫智悟神聖，學精工巧，心術之妙，運於杳冥之中，而應於色

脈之表則方書特土苴爾故曰神而明之存乎其人淳熙十二年十一月十五日承議郎簽書南康軍判官廳公事徐安國謹序

衛生家寶湯方

宋志三卷

闕

葉氏（大康）錄驗方

書錄解題三卷

存

陳振孫曰大社令延平葉大康撰

跋曰，葉氏録驗方，大廉先世所傳，平日受用者也。大廉少好藏書，而於方書尤所注意。嘗遊四方，每歲卒傳録成册，雖所積卷帙甚富，前此未見人用，或用而未見其效，與夫大廉疑之而未敢輕用者，皆不敢傳之於人。大廉嘗見醫家有能療人之病，而少有授人以方者，每自思之，與其施藥於人，豈若録已驗之方，使其傳之寖廣，遂略分門類，别爲上中下三卷，俾壽春劉良弼、三山許克臣二醫士，詳加校正，而鋟本於龍舒郡齋。淳熙丙午孟冬朔，延平葉大廉謹書。

李景和跋曰，右葉氏録驗方，大社頃在龍舒，面以見授，其言集此書之不苟。予歸而試之，如治傷寒神授解肌湯、補心七

寶丹等藥，皆有奇効。予後爲雲臺簽日，兩獄遇有病囚居民

間值時氣輙施解肌湯爲劑，動以數十斤許，服者無不立愈。

得名神捷，誠不忝。江淮間人多信用之，它所或未之見，予故

刻之東陽郡齋。嘉泰甲子九月望，潯陽李景和書。

王氏 執中 既効方

佚

王璆曰：峽州教授王執中刊一書，名既効方。百一選方

醫籍考卷四十八

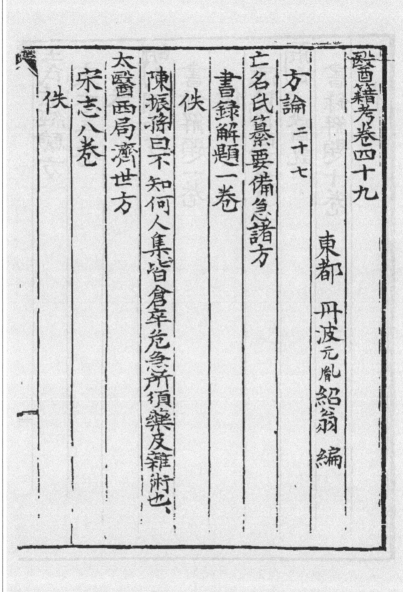

醫籍考卷四十九

東都 丹波元胤紹翁 編

方論 二十七

亡名氏纂要備急諸方

書録解題一卷

佚

陳振孫曰不知何人集皆倉卒危急所須藥及雜術也

太醫西局濟世方

宋志八卷

佚

王氏素經驗方
宋志三卷
佚
胡氏闕名方
書録解題一卷
佚
陳振孫曰不著名
張氏㬌醫説
書録解題十卷
存

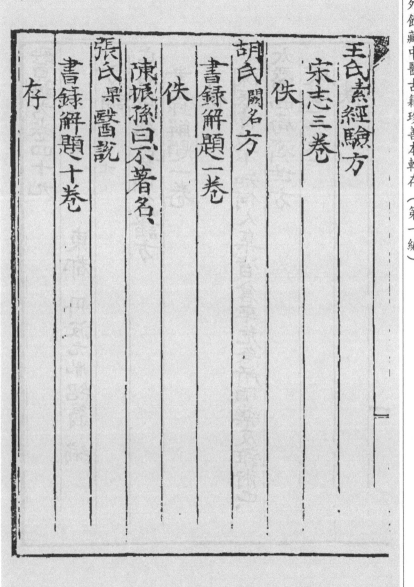

陳振孫曰、新安張杲季明撰、

羅頊序曰、醫之伐病、猶將之伐敵也、夫決機戰攻之地、以取勝用兵者、固皆有是心、及一旦爲背水陣、則觀者愕然矣、非有淮陰爲之辯析、則孰知其出於兵法、是兵之不可以無其說也、兵不可以無說、醫其可以無說乎、里中張杲季明自其伯祖子充以醫顯京洛間、受知于范忠宣、其祖子發益學手伯祖而有得者也、於是其父彥仁繼子發而術更妙於充、深微所衍、固三世之醫也、季明則欲博覽遠觀、弘暢其道、凡書之有及於醫者、必記之、名之曰醫說、始見則曰已得幾事矣、再見則曰近又得幾事矣、其意欲滿千事、則以傳於人、予念醫家之書本之以素問靈樞廣之以難經脈訣而藥之君臣佐使咸萃於本草世固不外是而為醫也今有出一奇以起人之死則衆必相與驚異以為昔人所未到自明觀之其不有似背水陣乎故予知是書之為有益也己酉歲冬李明携以過我且曰書雖未成請姑先梓之以勉畢之意所匆及會予有鄗郢之役殊倥偬然念李明請甚篤又顧類於其業蒐選宜必精故不暇之盡譔而徒嘆其當盛年著書遽肯出與人共之其存心有足大者豈非逮事其祖多異聞故不以得之於上者為己私分也歟此予所以益重明也遂書以冠醫說之首己酉歲十月六日朝奉大夫權發遣郢州羅頊序

李以制跋曰：醫者意也，果可以紙上索乎？雖曰不知書，而曰我知意，余不信也。知書矣，而未之廣，猶不書也。張君季明示余醫書一編，載古今事跡至纖悉，蓋其生平目覽耳聽，凡涉醫者必錄，錄必以其類。今老矣，搜訪尚不輟，將成一家之書，以傳于世。張世以醫名世者，季明用心之勤如此，其能世其世可知也。季明有子，字九萬，鄞郡庠生，敏而能文。使以季明勤於醫之心而勤於學，其能爲張氏大門户，亦可知也。噫！季明之用心如此，其必有子以大門户，又可知也。是則季明之末編報應之說。嘉定甲申首夏末澣，携李李以制書。

四庫全書提要曰：醫說十卷，宋張杲撰。杲字季明，新安人。其伯祖張擴嘗受業於龐安時、以醫名京洛間、羅願鄂州小集、有擴傳、其叙治驗甚詳、此書前有淳熙己酉羅頊序、亦稱擴授其弟子發、子發授其子彥仁、杲、彥仁子也、承其家學、亦喜談醫、嘗欲集古來醫案、勒爲一書、初期滿一千事、猝不易足、因先採掇諸書、據其見聞所及、爲是編、凡分四十七門、前七門總叙古來名醫、醫書及鍼灸診視之類、次分雜證二十八門、次雜論六門、次婦人小兒二門、次瘡及五絕、痺疝三門、而以醫功報應終焉、其間雜採説部、頗涉神怪、又既載天靈蓋不可用、乃後收陳藏器本草人肉一條、亦爲駮雜、然取材既富、奇疾險證、頗足以資觸發、而古之專門禁方、亦往往在焉、

三世之醫淵源有自固與道聽塗說者殊矣

周氏恭續醫說會編

醫藏目錄十八卷

存

自序曰宋張季明作醫說十卷上自三皇并歷代以下名醫一卷醫書本草鍼灸及醫之神者又一卷其他神方診法并百病類門與夫醫功報應驚於世者準是數也其間所序者求其精微取法於後世闡明三皇以來之道則未有聞焉予因其所未備者搜而得之醫書則二十三條鍼灸者一十九候脈法之條十有五論醫之法三十有七用藥者三十八其

藥戒則二十一、養生調攝并食忌總計八十餘、通類醫之能
否者則有十四、餘列李明所未有者、及百病分門治法、一病
而施治者不同者、又將千餘諸方二百六十餘、則又次之、凡
十八卷、名曰醫説會編、使學者求李明之書、參予之所宜者、
於素難諸家、溯而通之、醫之術微者有所試矣、予嘗謂從聖賢
之道、求聖賢之心、不過以利濟天下、在達而在上、於天下之
物、莫不有被其澤者、其窮而在下、則雖有扶世阜民之志、將
安展其所施乎、故先正有曰、達則爲良相、不達則爲良醫、相
不可幸而致、醫又安可幸而爲耶、蓋欲其利物之同心也、吾
將告夫忠信之人、以仁存心、以及物爲意、則其術必有大過

人者、使心馳於利、則必昧乎其術、求免於殺人者寡矣、是何異於牢物者之陽仁義、而陰苞苴、又欲求乎盛名、而保祿位其與索價之醫、望十全之治、求通於時、不亦難矣、所謂良相良醫可乎、醫說之書、章投於君子、則萬世生民之利、何其博哉、弘治六年癸丑秋九月下澣崑山周恭書、

歸有光序曰、周寅之先生、與大父同里相善、爲詩社友、日相過從、予世父及先人皆少從學、予年七歲從授孝經大義、見先生竟日焚香端坐、時稱隱君子者、必曰先生、先生嘗作八詩、吳文定公爲之序、刑部周充之跋而刻之、先生之子婿河南右方伯朱顒伯梓其詩稿、曰沈流集、先生尤好方書、嘗取

宋張季明醫說增廣其未備爲五十卷其自叙以爲學者求季明之書參予之所宜者於素難諸家泝而通之醫之術其庶幾矣又病季明書求其精微取法於世闡明三皇以來之道未有聞焉則知先生之所以自負蓋謂其能有所發明而得其精微者東倉曹比部用晦嘉其有益於世因鋟梓以廣其傳而先生之孫太學生世昌請予序之予觀其書皆先生手自繕寫筆畫端楷無一字潦草歎其爲之書不苟也昔漢成帝河平中命侍醫李柱國校醫經七家經方十有一家後世其書益廣無慮數百家今自神農黃帝經方扁鵲八十一難經及靈樞甲乙諸書世多有存者如六經未嘗不行於世

顧學者得其精微爲難耳、觀先生之所自叙、則知其所自得、愈於李明之書、其可傳無疑也、比部君能梓行之、仁者之用心、尤可歎尚云、隆慶三年夏四月乙亥、門人前進士歸有光拜次安平書、

俞氏弁續醫説

明志十卷

存

自序曰、齊梁之人有言、曰、不明醫術者、不得稱爲孝子、此過論也、宋濡謂治病之委庸醫、比之不慈不孝、事親者不可不知醫、斯言旨哉、昔之名醫、若甄權許胤宗李明之朱彥脩、咸

以母病習醫，研精覃思，遂究奧妙。蓋君子之存心，無所不用其至也。弁雖不敏，癖于論醫，或聞師友講談之餘，或披閱諸史百家之文，凡有會于心者，輒手抄以備遺忘，積久成袠，劉爲十卷，名曰《續醫説》云。匪敢與古人頡頏，將來好事者甚之。

壬午七月望日敘

吳恩序曰：禦寇有言，醫者理也，理者意也。何晢乎理，言證意，言識得理，與意料理於未見曰醫。超然望聞者無幾也，降則不理不治，不識不明，斯二者不言不詳，以故聖人尚乎辭説者，謂經始於軒岐，緩鵲輩識其意者也。仲景下，代有名士，有方有論，有原有辨，有法，耿耿與繁星並震而不磨者，聖人以道仁天下、起危養安、斯已矣、而又立言、以匡扶百代、其爲慮不廣且勤哉、神而明之、在人、子容氏有意焉久矣、苦心探賾學以聚之、問以辯之、精思以強勉之、董生曰、強勉學問、則聞見博、知益精、然會博而歸約、則君子貴乎詳說也、是書述古法今事、積有歲月、得理與意者、纂載不遺、子容之用心、亦勤矣、病其繁也、故畧節取之、以講於家塾、有就有道意、盖以人之司命、不敢肆然而輕耳、考其言、有先經以始事、有後經以終義、則係之以經曰、示無專也、有以脈而辯證、有以證而辨剏的之已見者、則係之以余曰、示無私也、得之前烈、參之時醫者、則係之曰某人曰、示無掩焉、盖得於意、則見於言、本始以清其源、推委以别其流、酌中隨時、以明其宜、以通其變而參伍設置、尚其權也、有論而無方、神其用也、祖乎帝、繼其志也、徵諸今、尚時也、文以定志、達其意也、削屢而成什、要諸理而止也、博而要、辨而精、簡而覈、述其所到、真可究之施行者矣、殆與醫案醫原相勝負、其可也、鬼神洩其秘於此矣、子能秘之家塾、不布百代耶、噫、孰知無是心也、俟廼編繼光於世世、則後起者、吾諒其惑焉、予容姓命名弁、以翁約齋號、故自附曰守約云、嘉靖甲午、鄉貢進士白海吳恩序、

崔氏嘉彦紫虚真人四原論

讀書敏求記一卷

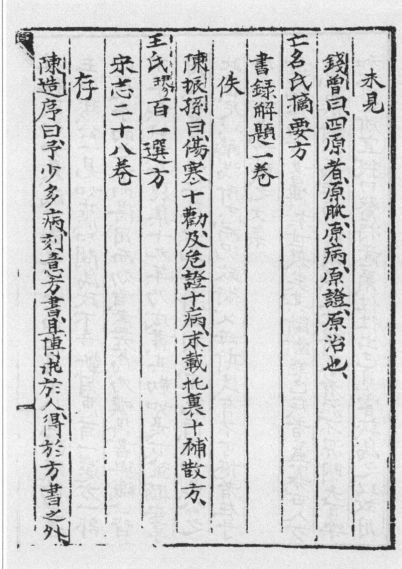

未見

錢曾曰：四原者，原脉、原病、原證、原治也。

亡名氏摘要方

書録解題一卷

佚

陳振孫曰：傷寒十勸及危證十病，未載托裏十補散方。

王氏璆百一選方

宋志二十八卷

存

陳造序曰：予少多病，刻意方書，且博求於人，得於方書之外往往取効如意。歲丁巳之官京西，正月十八日，謁漢陽史君王公璆。公一見如舊，知問爲政不吝，勸因惠百一選方一部四卷。予向之求而得，用而効者盡在焉。乃嘆得書與識公皆不早也。公云：吾裒集十九年，乃成書。其勤如是，我輩顧安享用之。士君子以仁存心，凡其濟世利人，不能行，憾如也。公之此書，足以酬滿所志，而況政術父母斯民，有不可掩者存乎。皆不可忘，故識之。文集

章楫序曰：方書傳於世衆矣，其斷斷能已疾者蓋寡。古人方書，一藥對一病，非苟云爾也。後世醫家者流，不深明夫百藥和齊之所宜，猥曰醫特意爾，往往出己見，嘗試爲之，以故用

輙不効甚者適以益其病而殺其軀者有之毋怪乎饋藥者以未達而不敢嘗有病者以不治爲得中醫也嗟乎醫方所以除疾疢而保性命其何至是得匪其擇之不精處之不審故歟是齋王史君璆博雅君子也生長名家蓄良方甚富皆其耳目所聞見已試而必驗者每嘆人有可療之疾藥不相値卒於不可療思濟斯人詎忍秘而不示屬守古汚公餘晏集始就迺録諸郡齋目之百一選方其精擇審處蓋如此然則公之用心仁矣是書之行其傳也宜哉慶元丙辰孟冬初吉郡文學天台章揖序

陳振孫曰是齋百一選方三十卷山陰王璆孟玉撰百一者

言其選之精也、

朱彝尊跋曰、百一選方、不書撰人名氏、題曰是齋、按陳氏書録解題曰、是山陰王璆孟欲所輯、凡三十卷、宋志、藝文志作二十八卷、予家所藏、乃元人録本、按其目僅二十卷、亟殆經後人選擇者歟、

按寛政己未、千田子敬恭借西京荻野元凱所藏元板重彫、家塾、先子序曰、攷歷代醫傳、無載王氏者、據陳造題詞及章楫序、則其人非醫、從陸忠宣忠州之録者、古今醫統、作字孟欲、誤矣、又朱彝尊曝書亭集、有是書跋云、其所藏元本、僅二十卷、因疑後人所選擇

者，今此本亦二十卷，即與朱所言符矣，而其分門三十一，錄方二千有餘條，列井井甚備，則未可遽據解題定宋志所載卷數，而斥為非王氏原帙也。

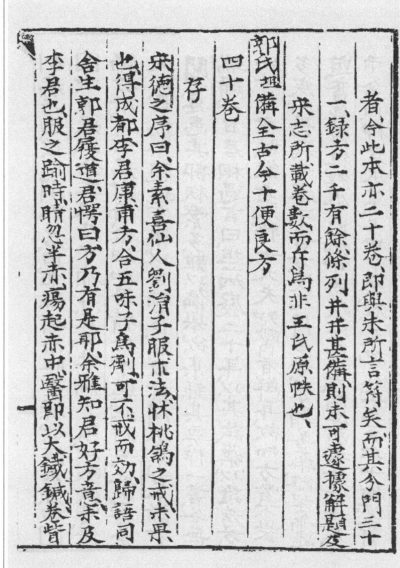

郭氏坦備全古今十便良方

四十卷

存

宋德之序曰：余素喜仙人劉涓子服朮法，怵桃鴿之戒，未果也。得成都李君康甫方，合五味子為劑，可不戒而效，歸語同舍生郭君履道，君愕曰：方乃有是耶？余雖知君好方，意未及李君也。服之踰時，睛忽半赤，瘍起赤中，醫即以大鐵鍼卷皆

剔𤸎乃已後以問郭君曰朮溫補而性甚燥故餌朮者必□
□次其燥以全其溫乃可補耳且五味偏多酸以酸斂燥併
歸於肝目不病何待余始知君精於方藥非時流比也會余
入山君勸余親近方藥以自補養閒取素問本草古今諸方
閱之無患其部秩繁多難以徧舉欲集錄其要作一書各無
端緒一日君相過言曰坦病廢二十年以其試藥以證考方
知世良方誠能去疾特士大夫知醫者鮮耳故知方者不畏
多疾而畏病者率不喜方使人得良方家儲善藥雖挈屬遠
遊奮身勇往僻處窮鄉可無疾之憂矣因出所集方四十卷
示余曰神農本草上中下藥應天地人也三百六十種後醫

增入有名未用冗濫猥雜而世醫常用亦不過六十四種以六十四藥盡四百四病如易爻流轉運用不窮六十簡本草諸家所箋六十四藥於首凡養性從疾擇材製劑之法莫不具在閻編畫然諸方盡廢余得之喜勸君爲廣之踰年而書數至求余爲序余嘉君用力精專措心益廣近古人嵗爲善者故爲具識本末以告識者君汾陽人但其名嚴道其字慶元二年十有二月甲戌青山宋德之序

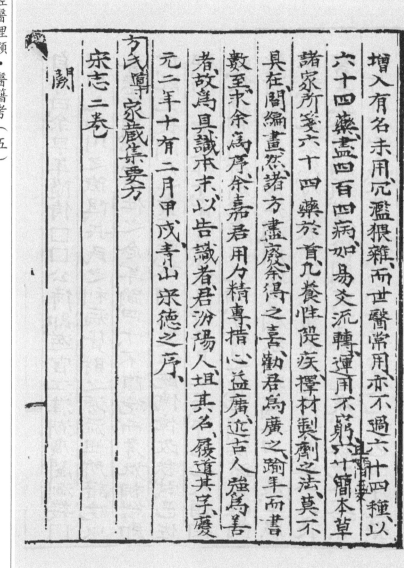

方氏尊家藏集要方

宋志二卷

闕

自序曰余早年隨侍□□公侍郎遊宦江淮湖廣閩浙幾□
□□九山川之險阻兵民之利病貨財之源流粗所諳曉以
眷戀庭闈都忘出仕之念年踰四十不復絕而考妣相繼即
世既免喪門户之責不輕故閔勉從仕既僥倖改秩試邑佐
郡偶外臺及郡守皆賢者遂得行平日之志郡邑之人頗相
愛秩滿趨朝荷廟堂處以沅相分符之寄地闕俱遠自惟齒
髮漸衰豈堪遠涉江湖間遠丐祠家居饕竊無功之祿早眠
晏起心地泰然乃以數十年家藏名方之得効者與一二良
醫酌是正分門編類以備檢閱或可療人之疾亦勝飽食終日
無所用心者爲故書卷首以示子孫云慶元丁巳四月旦覺

齋居士方導夷吾、

按　先子曰、陳日華經驗方云、方夷吾所編集要方、刻之臨汀、後在鄂渚、得九江大守王南強書曰、老人久苦淋疾、百藥不效、偶見臨汀集要方中、用牛膝者、服之而愈、右見于本草綱目牛膝註、而淋病載下卷、乃係缺佚、殆不堪惋惜也、

張氏松究原方

宋志五卷

佚

自序曰、凡疾必有所從受、然其證不一、或見於手足、或發於

頭目、或作於腹背腰脇、故醫者多從其所形見以療之於外、雖有幸獲少差者、及其證狀見異、始茫無□措、百藥俱試、冀於一得、良由真見不明、妄以臆度、不審其從受之原、故力雖勞而効途遠、猶木之有蠹、蠹本於心、則枝葉皆病、今徒灌溉其枝葉、求以去蠹、終不可得、蓋病初不本於枝葉、此僕所以有究原之說也、僕□習倉扁之術、每診一疾、不問貴賤、未嘗不精察體認、以求其受病之源、每用一藥、不問精粗、未嘗不審酌寒温、以圖其愈病之効、且夫醫之為術、貴在拯人之意、非徒專己之利、今故博采古先必驗之方、掇拾家傳已試之說、盡其底蘊、萃以成編、流行於時、以備披擇、雖起死之妙未、未敢自矜於前賢，然使沈痾之人，不返爲藥石所誤，則是書之傳，豈曰小補。嘉定六年十月日，承節郎新監饒州在城適稅張松茂之序。附于元板傷寒百問卷首。

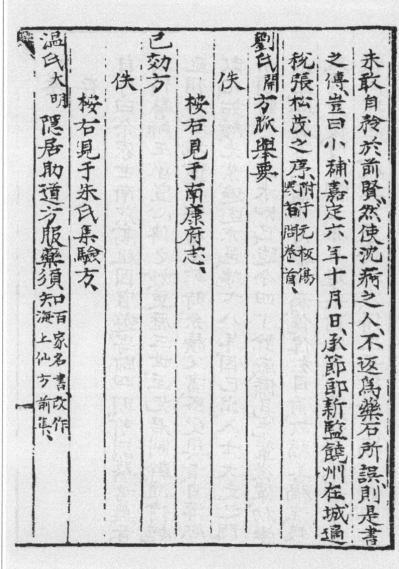

劉氏開方脉舉要

佚

按右見于南康府志。

己效方

佚

按右見于朱氏集驗方。

温氏大明隱居助道方服藥須知百家名書改作海上仙方前集。

一卷

存

自序曰、余家世南京高祖因宦遊寄跡四明、所謂醫書奧旨、
初得醫師王承宣心傳之妙、更歷三世至先君制幹、隨侍魏
丞相入都城遂以儒醫名於時、余讀父書、察受奧旨、自淳熙
改元、始續先業、遍遊京邑、纔七八年因已出入士大夫之門
而朝野以是草木知已、迨今四十餘歲備見先輩後輩初學
未學、興廢不一、蓋由用藥治病僥倖於目前、故福善禍淫報
應於身後、吁可憫也、余日廼桑榆之景、心棄利名、隱居求志
恨無以惠人、取五世家傳名方、併生平行醫應効圓散與夫

古今聖賢諸方、歷學請問四方名士、海上良法、集爲一冊、計詩七十七首、的有起死還生之効、活人以代耕、設或私藏、則所濟者狹矣、謹録施以傳、非惟世人有疾者、一展卷而識之得之者、亦可以自助、豈曰小補之哉、時嘉定丙子中秋日、學道隱居温大明謹序、

劉氏信甫活人事證方

二十卷

存

小引曰、余幼習儒醫、長游海外、凡用藥取効者、及秘傳妙方、隨手抄録、集成部帙、分爲門類、計二十餘卷、每方各有事件

引證，皆可取信於人，並係已試經効之方，爲諸方之祖，不私於己，以廣其傳，庶使此方以洽天下也。桃谿居士劉信甫編。葉麟之序曰：醫家之攻疾，如兵家之攻敵，其術一也。是以古之善用兵者，決機制勝，雖若縱橫出於己，然求其謀計之所施，無不暗合古法，如韓信之背水，虞詡之增竈，往往皆祖孫吳之故智，此無他，取事之已然者以爲證，果何往而不收效耶。兵家且然，而況於醫家之療病者哉。攷之往昔，以醫名世者，無出扁鵲、和緩之右，觀其望齊侯而退走，辭晉侯而弗治，亦不過按疾在骨髓膏肓而爲之辭，然後知不證以古方而嘗試以私意者，皆非三折肱之良醫也。桃谿居士劉君信父本儒家者流，屢擯名場，而壯志弗就，廼斂活國之手，而為活人之謀。既而思之，囊有刻劑，僅可以濟一偶，曷若鳩千金之秘方，足以惠天下之為博也。於是此書作焉。夫作非己私，而證以成効，欲使觀者有據，而用者不疑，仁矣哉！信甫之用心也。予嘗怪世之庸醫，未必得周官十全之術，設或遇人危篤之疾，反欲自珍其藥以為要利之媒，貪心未饜，雖已劑而不輕試，尚何望其以秘訣而授人哉？斯人也，其不為孫思邈之罪人者幾希矣。正爾傷夫醫道之彫薄，而深有感於劉君之述學，此所以伻來謁序而不敢辭。時嘉定丙子臘月朔旦，從政郎新監行在惠民和劑局葉麟之棠伯書。

按先子曰，是書凡二十門，每方各有事件引證，蓋許白沙本事之流亞也。本邦性全萬安方、有隣福田方，往往援引其方，而世無傳者，每以爲憾焉。吉醫官長達偶携其所藏宋本來，而見借，予驚喜不知所況，遂速付寫手影鈔以藏于家。但是書，宋藝文志及晁陳二氏並不著録，故信甫履歷不得詳爲攷。葉棠伯序，信甫本儒者，屢擯名場，而爲醫者，迺與葉同嘉定時人。

活人事證方後集

二十卷

存

小引曰：是書前集盛行于世，第限方之未全，今再求到桃谿劉居士編集常用已效之方，約計一千餘道，分門析類，先原其病候，次引事以證之，使用者無疑，服者必效，此方誠可活天下也。韋詳鑒。

魏氏峴家藏方

十卷

存

自序曰：人受天地沖融之氣以生，莫不予之以上壽者之壽，然鳧鶴之不能皆齊者，非天之降年爾殊也，七情盪於內，六淫冦其外，於是乎疾生焉。夫一疾有一證，一證有一方，善醫者雖徒察脉審色同知其因方苟未良何所施巧此簡冊之天下最不厭其博且多者莫方書若也峴自問仕以來每四十稔媿無秋豪之善足以治民又以素弱多病百藥備嘗因摭先大父文節公先人刑部所錄及峴躬試而效者得方凡千五十有一釐爲四十一門一十卷集成一書目曰魏氏家藏不敢自奇用鋟諸梓以廣其傳雖後所藏非富未足以盡療世人之疾或者採而用之有所全活則庶幾區區之心不得於彼而得於此耳雖然康節先生之詩曰與其病後能求藥不若病前能自防又曰用藥似交兵兵交豈有寧善養生者常致意於金石草木之先使性不爲情所流主不爲客所

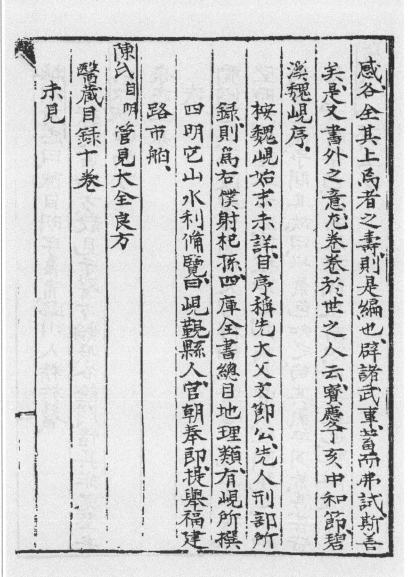

咸各全其上焉者之壽、則是編也、辟諸武事、蓄而弗試、斯善
矣、是又書外之意、卷卷於世之人云、寶慶丁亥中和節碧
溪魏峴序、

按魏峴始末未詳、自序稱先大父文節公、先人刑部所
錄、則爲右僕射杞孫、四庫全書總目地理類、有峴所撰
四明它山水利備覽、曰峴鄞縣人、官朝奉郎、提舉福建
路市舶、

陳氏自明管見大全良方

醫藏目錄十卷

未見

撫州府志曰，陳自明字良甫，臨川人，精於醫。

按是書論方散見于醫方類聚各證門，惜其非完璧矣。

釋氏文宥必効方

宋志三卷

佚

賈似道曰，溫陵醫僧圓通大智禪師文宥善脉，晚年不按脉，望而知，臨終五七年，隔垣知之。凡病人骨肉往問視之，而知病者之候。予問其故，曰，以氣色知之，苟其氣血同者，㝡喜皆先見。古有察色，然而未有隔垣而知，亦甚異也。悅生堂隨筆

嚴氏用和濟生方

十卷

存

自序曰、古人不在朝庭之上、必居醫卜之中、雖然、醫之爲藝誠難矣、亦貴乎精者也、所謂精者、當先造乎四者之妙而已、古人云、脈病證治、是也、夫微妙在脈、不可不察、察之有理、乃知受病之因、得病之因、乃識其證、既知其證、則可詳其所治、四者不失、臨病之際、可以療寒以冷、有餘者與之、不足者取之、是謂實實虛虛、損不足而益有餘、苟不明此、鮮有不致斃者、良可歎哉、用和幼自八歲喜讀書、年十二、受學于彼真、劉先生之門、先生名開、立之其字也、獨荷予進、面命心傳、既十

七、四方士夫曾不以少年淺學、而邀問者踵至、今留心三十餘歲矣、偶因暇閒、慨念世變有古今之殊、風土有燥濕之異、故人稟亦有厚薄之不齊、若槩執古方、以療今之病、往往枘鑿之不相入者、輒因臆見、乃度時宜、採古人可用之方、裒所學已試之効、疏其論治、犁爲條類、名曰濟生方集、既成、不敢私秘、竟鋟諸木、用廣其傳、不惟可以備衛生家緩急之需、抑以示平日師傳濟生之實意云、時寶祐癸丑上巳、廬山嚴用和序、

江萬序畧曰、吾邦廬阜之產、不特多大儒名士、以醫知名、正自傾動、無數千里趍人急、諸公貴人、盡禮請延、以上客四方

曾莫敢僞行，望塵靡馳，蓋劉嚴是也。劉開字立之，嚴用和字子禮，嚴由劉教，名譽正等，而心思挺出，領悟捷得，衆謂嚴殆過其師也。劉死已數年，問藥西來，而今相屬於嚴之戶，於是以生平所處療，而沉思得要者，論著爲方，欲傳之世，曰濟世方云云。

四庫全書提要曰，濟生方八卷，宋嚴用和撰。用和始末未詳，吴澄集有易簡歸一序，稱嚴子禮、劉陳氏三因之論而附以經驗之藥，以其名推之，子禮以即用和字，其人蓋在陳言後矣。澄又有古今通變仁壽方序，曰，世之醫科不一，惟有所傳授得之嘗試者多驗，予最喜嚴氏濟生方之藥，不泛不繁，用

之輙有功、益嚴師於劉、其方乃平日所嘗試而驗者也、則澄
蓋甚重此書矣、其書分門別類、條列甚備、皆立論於前、而以
所處諸方、次列於後、自序稱論治凡八十、製方凡四百、總為
十卷、用之十五年、收效甚多、因鋟梓以傳、明以來傳本頗稀、
又大抵脫佚錯繆、失其本旨、故醫家亦罕相研究、今據永樂
大典所載、補闕訂譌、釐為八卷、書中議論平生、條分縷析、往
往深中肯綮、如論補益云、藥惟補柔而不僭、專而不雜、間有
藥用群隊、必使剛柔相濟、佐使合宜、又云、用藥在乎穩重、論
欬嗽云、今人治嗽、喜用傷肺之劑、服之未見其效、穀氣先有
所損、論吐衄云、寒凉之劑、不宜過進、諸方備列、參而用之、蓋

其用藥主於小心畏慎、雖不善學之、亦可以模稜貽誤、然用藥謹嚴、固可與張從正、劉完素、諸家互相調劑云、

## 濟生續方

八卷

存

自序曰、余夙嗜方書、叅師授以醫道行世、五十餘年、比因暇日、論治凡八十、製方凡四百、總爲十卷、號濟生方、總而用之、十有五年、收効甚多、然間有前書所未備、而不可以盡索者、因著續方、爲方又九十、爲評二十四、用鋟諸梓、以廣其傳、或謂古者處劑、不過數種、針灸不過數處、君之方奚以多爲、

余應之曰、醫者意也、生意在天地間一息不可間斷、續此方、所以續此意、續此意所以續此生、請勿以多議、余時咸淳丁卯良月、廬山嚴用和謹書、

按是書、世不見其傳、叔父筠菴君得之一門人跋其後曰、閱四庫全書提要、著濟生方八卷、稱明以來傳本頗稀、大抵舛佚錯繆、失其本旨、今據永樂大典所載、補闕訂譌、釐爲八卷、而舉其補益欬嗽吐衄三論、又稱議論平生用藥主小心、考濟生方、今有足本行于世、中不載補益門、若吐衄、又無不宜過進寒凉之說、續方及備載之、則知彼以二書綴輯爲一、所謂匡廬面目、未認其真、

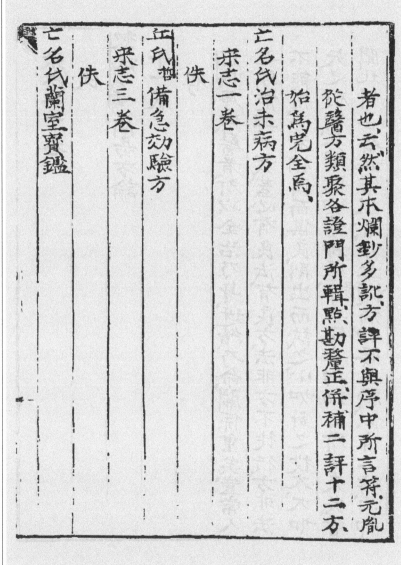

者也，云然其本爛鈔多訛，方評不與序中所言符，元胤
從醫方類聚各證門所輯點，勘釐正，併補二評十二方，
始爲完全焉，

亡名氏治赤病方

宋志一卷

佚

亡名氏備急效驗方

宋志三卷

佚

亡名氏蘭室寶鑑

宋志二十卷

佚

黎民壽簡易方論

十一卷

存

包恢序曰，醫者，所以全活乃身，延續乃命，關係重矣。豈常人之所能與知哉。蓋必有良法，有良方，法非方不徒行，方非法不能用，二者相因而俱良，則出而試之，小如針之投芥，大如矢之破的，莫不影響而神應，可以覘其功效之所自來矣。嘗聞北周善醫姚僧垣者，伊婁穆病自腰至臍，似有三縛，兩脚縱緩不復自持，僧坦處湯三劑，服其一上縛即解，次服中縛復解，又服悉除，更合一劑，足稍屈伸，曰：終俟霜降，此患當愈，至九月乃能起行，高祖東伐至淮陰，遇疾，口不能言，瞼垂覆目，不能瞻視，一足短縮，又不能行，僧坦以為諸藏俱病，不可并治，軍中之要，莫先於語，帝遂得言，次又治目，目即愈，末乃治足，亦瘳，其功效可謂奇矣，此豈非法良方亦良，故有是功效乎，然史徒載其去病之驗，而法與方俱不可考，此後之論者，所以不能無憾也，今有盱江黎民壽字景仁，質沈敏而思精密，學者師傳，意第自得，悟法之精，蓄方之富，試之輒效，信者彌衆，爭造其門，或就或請，日夜不得休，其全活蹤績之滋多而影響神應之可驗幾有姚僧垣之遺風矣而僧垣方法之不得見者君皆多多益辨隨取而隨足不知其度越常人幾等或彼常人或得一法一方則私以自秘自妙惟恐人之知也君則不以為私而為公與人同之惟恐人之不知也故明出其方明著其法昭白洞達刊以示人名曰簡易使人皆可通此法按此方而信用之則其及人之功益遠且大曰一郡一時云乎哉雖然君雖以醫鳴而其淵源則有在矣蓋君之考何精於舉業之文予嘗與之同預計偕鄉之彥也君少習父學知自貴重後忽自嘆曰民壽既未能得志科第以光先世則醫亦濟人也與仕而濟人者同於是始進醫學以

志在濟人與泛泛謀利而醫者已異且以士爲醫故讀醫書尤機警而知道理深處況其憺然寡欲視人之病猶己之病雖應接不暇不怠不厭自奉尤薄不飲酒不食肉不食油鹽終日夕止一食白飯白水白麵而已有人之所難堪而君處之恬然自謂庶幾身心清潔可通神明而不誤於救人者因此又精力强健若有神助未嘗以爲異救人不知其幾亦未嘗以此爲功是心也恐姚僧垣之所未知者然則得君之方法者何幸又能知君之用心哉予故併及之觀者宜詳之景定改元中秋郡人包恢書

楊氏士瀛仁齋直指方

二十六卷

存

自序曰余始撰活人總括嬰兒指要俗皆以活名議及脉書一行於是欽肅而相告曰誠不易也誰肯攸困竭廩以徇之哉余曰予亦有天知乎天將寓其濟人利物之心故資我以心通意曉之學既得於天還以事之是蓋造物初心之所期也或者隙光自耀藏諸己而不溥諸人政恐玉毀櫝中草木俱腐矣雖然人有四百四百幾出於前三冊之外者可不原證擇方揭為直指之捷徑乎明白易曉之謂直發蹤以示之謂指剖前哲未言之蘊摘諸家已效之方濟以家傳參之肘

後使讀者心目瞭然，對病識證，因證得藥，猶繩墨誠陳之不可欺，庶幾仁意周流，亹亹相續，非深願歟。余嘗慨而作曰，天之予人以是物，必使之有以用是物，有是物而不能用，非唯咈天，抑亦自弃其天者也。併書此爲同志勉。景定甲子良月朔，三山楊士瀛登父序。

朱氏（崇正）仁齋直指附遺方

國史經籍志二十六卷

存

四庫全書提要曰：仁齋直指方二十六卷，附傷寒類書活人總括七卷，宋楊士瀛撰。瀛字登父，仁齋其號也。福州人，始末無考。前有自序，題景定甲子，爲景定五年，次年即度宗咸淳元年，則宋末人矣。此本爲明嘉靖庚戌所刻，前有余鍠序，稱直指列爲二十八卷，析七十九條，今考七十九條之數，與序相符，而其書實止二十六卷。焦竑國史經籍志載有此書，亦作二十六卷，蓋序文偶誤。然士瀛所撰，本名仁齋直指，其每條之後題曰附遺者，明嘉靖中朱崇正所續加。崇正字宗儒，號惠齋，徽州人，即刊此本者也。焦志既題曰仁齋直指附遺方，乃惟註楊士瀛撰，則併附遺屬之士瀛，亦未免小誤也。其傷寒類書活人總括七卷，焦志不著録，據仁齋直指自序，其成書尚在直指前。此本以卷帙較少，故附刻於後，卷標題亦稱朱崇正附遺、然核其全篇每條皆文義相屬、絕無所謂附遺者、惟卷一活人證治賦後、有司天在泉圖、五運六氣圖、傷寒脈法指掌圖、目錄中註一附字耳、或因此一卷有附遺而牽連題及七卷、或因直指有附遺而牽連題及此書、均未可定、宋槧舊本、既已不存、無從證其虛實、疑以傳疑可矣、

楊氏士瀛醫學真經

二十卷

佚

按右見福州府志、

王氏朝弼金匱歌

佚

文天祥序曰、金匱歌者、鄉前輩王君良叔之秘醫方也、初良叔以儒者涉獵醫書、不欲以一家名方、一日遇病數十輩同一證、醫者曰、此證陰也、其用藥甚無疑、數人者騈死、醫者猶不變、良叔曰、是證其必他有以合、少更之、送服陽證藥、自是皆更生爲、良叔究前者之死也、遂發念取諸醫書、研精探索、如其爲學然、久之無不通貫、辨證察脈、造神入妙、如庖丁解牛、傴僂承蜩、因自撰爲方劑、括爲歌詩、草紙蠅字、連帙累牘、以遺其後人曰、吾平生精神、盡在此矣、其子季浩以是爲名醫、其子庭舉益刻志文學、中年始取其所藏讀之、今醫遂多奇中，一日出是編，余然後知庭舉父子之有名於人，其源委益有所自來矣，天下豈有無本之學哉，世道不淑，清淳之時少，乖戾之時多，人有形氣之私，不能免於病，世無和扁，寄命於嘗試之醫，斯人無辜，同於巖墻桎梏之歸者，何可勝數，齊高彊曰，三折肱，知為良醫，楚辭曰，九折臂而成醫，言屢嘗而後知也，曲禮曰，醫不三世，不服其藥，言嘗之久而後可信也，人命非細事，言醫者類致謹如此，然則良叔齊楚人所云醫也，若庭舉承三世之澤，其得不謂之善醫矣乎，予因謂庭舉曰，凡物之精造物者秘之，幸而得之者不敢輕，然其久未有不發，周公金縢之匱，兄弟之秘情也，至成王時而發，藝祖金匱之誓，毋予秘書也。至太宗時而發，君所謂金匱藏者，雖一家小道，然祖宗之藏本，以爲家傳世守之寶，其爲秘一也。子之發之也，以其時考之則可矣。庭舉曰：大哉斯言，予祖之澤，百世可以及人，予爲子孫不能彰悼先志，既久遂沈泯，上貽先人羞，敢不承教以廣之於人。予嘉庭舉之用心，因爲序其本末如此。良叔諱朝弼，李浩諱淵，庭舉名槐云。文集

董氏常南來保生回車論

宋志一卷

佚

李氏端愿簡驗方

宋志一卷

佚

要傳正明効方

宋志五卷

佚

彭氏宅秘傳良方

佚

李左司保生要方

佚

按右見于瀋檢方

鮑氏志大醫書會同

佚

熊均曰，鮑志大江南括蒼人，官至承直郎博學宏詞科，精通醫術，編集醫書會同。

朱氏佐類編朱氏集驗醫方

研經室外集十五卷

未見

熊均曰，朱佐字君輔，咸淳間人，有集驗良方，刋板印行。

阮元曰，類編朱氏集驗醫方十五卷，宋朱佐撰，佐字君輔，湘麓人，前有咸淳二年眉山蘓景行序，是編分風寒諸門，采掇

議論詳盡曲當凡所載宋氏醫書多不傳之秘笈又皆從當時善本録出如小兒病源方論長生丸蝎氣丸較影抄本爲詳

按醫方類聚各證門亦引之醫官船橋經中恒採録得十卷

亡名氏古今秘傳必驗方

宋志一卷

佚

醫學綱目卷四十九

醫籍考卷五十

東都　丹波元胤紹翁　編

方論二十八

劉氏完素宣明論

國史經籍志十五卷

存

劉完素曰：妙道乃爲對病臨時處方之法，猶恐後學未精貫者，或難施用。復宗仲景之書，率參聖賢之說，推夫運氣造化自然之理，以集傷寒雜病脈證方論之文，一部三卷，十萬餘言，目曰醫方精要宣明論。凡有世說之誤者，詳以此證明之。

庶令學者真爲自分、而易爲得用、且運氣者、得於道同、蓋明大道之一也、

金史本傳曰、劉完素字守真、河間人、嘗遇異人陳先生、以酒飲守真、大醉、及寤、洞達醫術、若有授之者、乃撰運氣要旨論、精要宣明論、慮庸醫或出妄說、又著素問玄機原病式、特舉二百八十八字、注二萬餘言、然好用涼劑、以降心火益腎水爲主、自號通元道士云、

四庫全書提要曰、宣明論方十五卷、金劉完素撰、是書皆對病處方之法、有諸證門、自煎厥、薄厥、飧泄、䐜脹、以及諸痺、心疝、凡六十一證、皆採用內經諸篇、每證各有主治之方、一宗

仲景、次諸風、次熱、次傷寒、次積聚、次水濕、次痰飲、次勞、次洩痢、次婦人、次補養、次諸痛、次痔瘻、次眼目、次小兒、次雜病、共十七門、每門各有總論、亦發明運氣之理、兼及諸家方論、於軒岐奧旨、實多闡發、而多用凉劑、偏主其説者、不無流弊、在善用者消息之耳、考原病式自序云、作醫方精要宣明論一部三卷、十萬餘言、今刊入河間六書者、乃有十五卷、其二卷之菊葉法、薄荷白檀湯、四卷之妙功藏用丸、十二卷之蓽澄茄丸、補中丸、楮實子丸、皆註新增字、而七卷之信香十方、青金膏、不註新增字者、據其方下小序、稱灌頂法王子所傳、併有偈呪、金時安有灌頂法王、顯爲元明以後之方、則竄入而不註者，不知其幾矣。卷增於舊，殆以是歟。

素問玄機原病式

國史經籍志一卷

存

自序略曰：觀夫醫者，唯以别陰陽虚實，最爲樞要；識病之法，以其病氣歸于五運六氣之化，明可見矣。謹率經之所言，二百餘字，兼以語辭二百七十七言，緒歸五運六氣而已。凡明病陰陽虚實，無越此法。雖已並載前之二帙，復慮世俗多出妄說，有違古聖之意，今特舉二百七十七字，獨爲一本，名曰素問玄機病原式。遂以比物立象，詳論天地運氣造化自然之理二萬餘言，仍以攷證世俗謬說，雖不備舉其誤，其意足可明矣。雖未備論諸疾，以此推之，則識病六氣陰陽虛實，幾于備矣。

程道濟序略曰：守真先生者，本河間人也，姓劉，名完素，字守真，夙有聰慧，自幼年耽嗜醫書，千經百論，往往過目無所取，皆謂非至道造化之書，因披玩素問一經，朝勤夕思，手不釋卷，三五年間，廢寢忘食，參詳其理，至於意義深遠，研精覃思，期於必通。一日於靜室中澄神晏坐，沉然畢慮，探索難解之義，神識杳冥，似寤寐間，有二道士者自門而入，授先生美酒一小盞，若橡椀許，咽而後有，如此三二十次，咽不能盡，二道者笑曰如厭飫反吐於盞中後授道者倒於小葫中道者出恍然一醒覺面赤酒香杳無所據急於內外追之不見而後因至心靈大有開悟此說幾乎誕妄默而不言以僕爲知言先生故以誠告與夫史稱扁鵲遇長桑君飲藥以此視病盡見五藏癥結特以胗脉爲名亦何異焉因著醫書內經運氣要旨論醫方精要宣明論二部總一十七萬餘言精微浩汗造化詳悉而又述習醫要用直格并藥方已板行於世外又作素問玄機原病式并註二萬餘言特採摭至真要大論一篇病機氣宜之說撮其樞要自成一家精貫古今無非神授蓋天之未喪斯文也復生其人發明醫道乃今時五宗教之

師以致於此，莫不效驗，直明五運六氣之至要、傷寒雜病之指歸，其言簡，其理明，易爲披究，足以察陰陽二證之隱顯、醫家前後之得失，如式中所說，木極似金，火極似水之類，謂亢則害，承廼制，彌極廼發，變化之理，尤爲要妙，非智者焉能及此，可謂旨意昭明，萬舉萬全，神聖工巧，能事畢矣，真知要之書也。

朱橚曰：守真，金河間人，姓劉，完素字守真，號曰宗真子，章宗皇帝三聘不起，御賜高尚先生，有內經運氣要旨論十萬餘言、素問玄機原病式一帙、習醫要用直格書三卷、醫方精要宣明論二帙、心印紺珠經

王禕曰、劉守眞論風火之病以內經病機氣宜十九條者、爲原病式曲盡精微、其治法則與子和相出入者也、青巖叢說

張介賓曰、劉河間原病式所列病機、原出自內經至眞要大論、蓋本論詳言五運六氣盛衰勝復之理、而以病機一十九條總於篇末、且曰、有者求之、無者求之、盛者責之、虛者補之、令其調達、而致和平、是可見所言病機、亦不過挈運氣之大綱、而此中有無之求虛實之異、最當深察、總惟以和平爲貴也、故五常政大論又詳言五運三氣之辨、則火之平氣曰升明、火之太過曰赫曦、火之不及曰伏明、此虛實之辨、則有如冰炭之異、而內經不偏不倚之道、固已詳明若是、奈河間不

能通察本經通旨、遂單拈十九條中一百七十六字、演為二百七十七字、不辨虛實、不察盛衰、悉以實火言病、著為原病式、以訖於今、夫實火為病、固為可畏、而虛火之病、尤為可畏、實火固宜寒涼、去之本不難也、虛火最忌寒涼、若妄用之、無不致死、矧今人之虛火者多、實火者少、豈皆屬有餘之病、顧可槩言為火乎、歷觀唐宋以前、原未嘗偏僻若此、繼自原病式出、而丹溪得之、定城遂目為至寶、因續著局方發揮、及陽嘗有餘等論、即如東垣之明、亦因之而曰、火與元氣不兩立、此後如王節齋戴原禮輩、則祖述相傳、徧及海内、凡今之醫流、則無非劉朱之徒、動輒言火、莫可解救、多致伐人生氣、敗人元陽殺人於冥冥之中而莫之覺也誠可悲矣即間有一二特達明知其非而惜人陽氣則必有引河間之說而群吠之者矣何從辨哉別病機爲後學之指南既入其門則如夢不醒更可畏也醫道之壞莫此爲甚誤謬之源不可不察景岳全書

李中梓曰劉完素撰六書發明亢制之理洞如觀火然偏主于熱豈能盡六氣之變乎遂令後世喜用寒涼伐天和而罔悟伊誰之咎也頤生微論

四庫全書提要曰素問玄機原病式一卷金劉完素撰完素字守真河間人事蹟具金史方技傳是書因素門至真要論

詳言五運六氣盛衰勝復之理而以病機十九條中撮一百
七十六字演爲二百七十七字以爲綱領而反復辨論以申
之凡二萬餘言大旨多主於火故張介賓作景岳全書攻之
最力然完素生於北地其人秉賦多強兼以飲食醇醲久而
蘊熱與南方風土原殊又完素生於金時人情淳樸習於勤
苦大抵充實剛勁亦異乎南方之脆弱故其持論多以寒涼
之劑攻其有餘皆能應手奏功其作是書亦因地因時各明
一義補前人所未及耳醫者拘泥成法不察虛實概以攻伐
戕生氣譬諸檢譜角觝宜其致敗其過實不在譜也介賓慣
疾力排盡歸其罪於完素然則參桂誤用亦可殺人又將以

是而癈以寶書哉張機傷寒論有曰桂枝下咽陽盛乃斃承氣入胃陰盛以亡明藥務審證不執一也故今仍錄完素之書並著偏主之弊以持其平焉

薛氏時平註釋素問玄機原病式

二卷

存

劉氏完素素問病機氣宜保命集

三卷

存

自序曰夫醫道者以濟世為良以愈疾為善蓋濟世者憑乎

術，愈疾者仗乎法，故法之與術，悉出內經之玄機。此經固不可力而求，智而得也。況軒岐問荅，理非造次，奧藏金冊寶典，深隱生化玄文，爲脩行之徑路，作達道之天梯，得其理者，用如神聖，失其理者，似隔水山。其法玄妙，其功深固，非小智所能窺測也。若不訪求師範，而自生穿鑿者，徒勞皓首耳。余二十有五志在內經，日夜不輟，殆至六旬，得遇天人，授酒美飲，若橡斗許，面赤若醉，一醒之後，目至心靈，大有開悟，衍其功療，左右逢原，百發百中。今見世醫多賴祖名，倚約舊方，恥問不學，特無更新之法，縱聞善說，反怒爲非。嗚呼！患者遇此之徒，十悞八九，豈念人命死而不復者哉？仁者鑒之，可不痛歟。

以此觀之、是未知陰陽變化之道、況木極似金、金極似火、火極似土、土極似木、故經曰、亢則害、承迺制、謂已亢極、反似勝己之化、俗流未知、故認似作是、以陽為陰、失其本意、經所謂誅罰無過、命曰大惑、醫徒執迷、反肆傍識、縱用獲效、終無了然之語、其道難與語哉、僕見如斯、道迹玄機、刊行於世者、已有宣明等三書、革庸醫之鄙陋、正俗論之舛訛、宣揚古聖之法則、普救後人之生命、今將余三十年間、信如心手、親用若神、遠取諸物、近取諸身、比物立象、直明真理、治法方論、裁成三卷、三十二論、目之曰素問病機氣宜保命集、此集非崖略之說、蓋得軒岐要妙之旨、故用之可以濟人命、捨之無以活人生得乎心髓秘之篋笥不敢輕以示人非絕仁人之心蓋聖人之法不遇當人未易授爾彼之明者當自傳爲時大定丙午閏七月中元日河間劉完素守真述

楊威序曰天興末予北渡寓東源之長清一日過前太醫王慶先家於几案間得一書曰素問病機氣宜保命集試閱之廼劉高尚守真先生之遺書藁也其文則出自內經中摭其要而述之者朱塗墨注凡三卷分三十二門門有資演奧理契經如原道則本性命之源論脉則盡死生之說攝生則語存神存氣之理陰陽則講抱元守一之妙病機則終始有條有例治病之法盡于此矣本草則驅用有佐有使處方之法

盡于此矣。至於解傷寒論氣宜，說曲盡前聖意。讀之使人廓然有醒悟，恍然有所發明，使六脉十二經、五藏六府、三焦四肢，目前可得而推見之也。後二十三篇，隨論出證，隨證出方，先後加減，用藥次第，悉皆藴奥，精妙入神。嘗試用之，十十皆中，真良醫也。雖古人不是過也，雖軒岐復生，不廢此書也。然先生有序，序已行藏言，幼年已有直格、宜明、原病式三書，雖義精懇，然有不盡聖理處。今是書也復出，與前三書相爲表裡，非曰後之醫者龜鑑歟？至如平昔不治醫書者，得之隨例驗證，度己處藥，則思亦過半矣。予謂是書，雖在農夫工販、緇衣黄冠、儒宗，人人家置一本可也。若已有病，尋閱病源，不至亂投湯劑，況醫家者流者哉。惜哉先生卒，書不世傳，使先生之道竊入小人口，以爲己書者有之。予憫先生道屏翳于茆茨荊棘中，故存心精較，今數年矣，命工鏤板，擬廣世傳，使先生之道出于茆茨荊棘中，亦起世膏肓之一端也。歲辛亥正月望日，大鹵楊威序。

寧獻王序略曰：是書者，金世宗大定二十六年丙午，守真所撰之書也，時在宋孝宗淳熙十三年。爲始守真，歎惜無傳，至胡元憲宗元年辛亥，乃宋理宗淳祐十一年也，相去六十五年矣。大鹵楊政卒謂天下之寶，當與天下共之，不可私也，乃鋟諸梓。惜乎古板於兵燹不存久矣，世無其傳，今命工重刊既完必用序以紀其實、姑書於篇端云、或曰、不書中國之正朔而用金虜之正者何、當宋季也、河間為金虜所有而執用之故也、歲在宣德辛亥三月初二日丙寅、臞仙書、

李濂曰、劉守真晚年著素問病機氣宜保命集凡三卷分三十二門、首原道原脈、攝以及于處方用藥君臣佐使之法、無所不備、而秘藏篋笥不以示人、醫史

李時珍曰、張元素病機氣宜保命集四卷、一名活法機要、後人誤作河間劉完素所著、偽譔序文詞調于卷首、以附會之、

四庫全書提要曰、病機氣宜保命集三卷、金張元素撰、元素字潔古、易州人、八歲應童子舉、二十七試進士、以犯廟諱下

第乃去而學醫，精通其術，因抒所心得，述爲此書，凡分三十二門，首原道、原脈、攝生、陰陽諸論，次及處方用藥、次第加減、君臣佐使之法，於醫理精藴，闡發極爲深至。其書初罕傳播，金末楊威始得其本刊行，而題爲河間劉完素所著。明初寧王權重刊，亦沿其誤，并僞撰完素序文詞調於卷首以附會之。至李時珍作《本草綱目》，始糾其謬，而定爲出於元素之手，於序例中辨之甚明。攷李濂《醫史》稱完素嘗病傷寒八日，頭痛脈緊，嘔逆不食，元素往候，令服某藥，完素大服其言，遂愈。元素自此顯名。是其造詣深邃，足以自成一家，原不必託完素以爲重。今特爲改正，其僞託之序，亦竝從刪削焉。

按線溪野老劉守真三消論跋云，麻徵君寓汴梁日，訪先生後裔，就其家得三消論氣宜病機之書。又杜思敬濟生拔萃稱東垣活法機要與潔古家珍及劉守真保命大同小異，疑徵君則麻九疇，爲張子和友，乃在當時，其言若此，與楊序所謂先生卒，書不世傳，屏翳于茆茨、荆棘中者符。杜思敬編書在于元延祐二年，時八十一歲，其生距守真之時，未爲遼闊，則是書之出自守真，斷可知矣。且其所述方論與宣明論、原病式相出入，李時珍有何所證，以爲張元素之書。夫元素所著，雖佚不可見，東垣李明之嘗從受其法，則讀明之諸書，以溯源委，其理趣判然與是書不同元素子璧著有保命集論類要時珍豈非以此相混者耶提要未察此義隨襲其謬併以序文詞稱寧王僞撰郢書燕說莫甚此爲治法機要爲李明之所著時珍又爲是書一名實爲岐誤

## 三消論

一卷

存

綠溪野老跋曰三消之論劉河間之所作也因麻徵君寓汴梁暇日訪先生後裔或舉教醫學者即其人矣徵君親詣其家求先生平昔所著遺書乃出三消論氣宜病機二書未傳

于世者又多不全，止取三消論於卷首，增寫六位藏象三圖。其餘未遑潤色，即付友人穆子昭。子昭乃河間門人穆大黄之後也。時覓官于京師，方且告因徵君，欲因是而惠之，由是余從子昭，授得一本，後置兵火，遂失其傳。偶於鄉人霍司承君祥處，復見其文，然傳寫甚誤，但依倣而録之，以付後之學者，詳爲刋正云。時甲辰年冬至日，線溪野老書。

靈祕十八方

佚

按右見于古今醫統。

張氏元素家珍

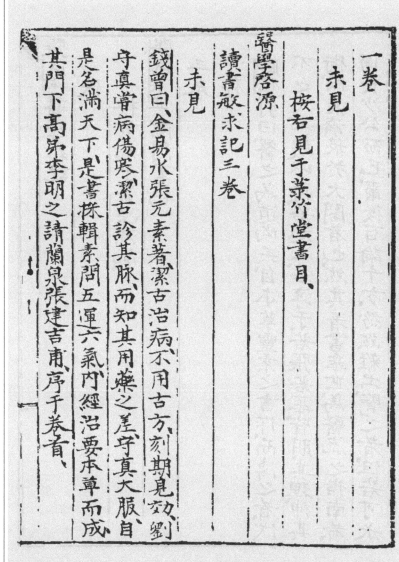

一卷

未見

按右見于菉竹堂書目、

醫學啓源

讀書敏求記三卷

未見

錢曾曰、金易水張元素著、潔古治病不用古方、刻期見效、劉守真嘗病傷寒、潔古診其脉、而知其用藥之差、守真大服、自是名滿天下、是書採輯素問五運六氣内經治要本草而成、其門下高弟李明之請蘭泉張建吉甫、序于卷首、

張氏璧醫學新説

佚

按右見于醫學源流、

張氏從正儒門事親

三卷

存

頤齋引曰醫之爲道尚矣自本草靈素之書作而傳之者代

不乏人和緩以降若越人若淳于若張若華皆明其理神其

術而能濟衆於夭閼者也然其著書垂世爲醫流之指南者

獨長沙公而已爾後百論千方紛然雜出覽之者但若可采

用之則莫適所從求其洞達是理而　夫至要者殆若晨
星然今世惟河間劉守真深得長沙遺意故能以斯道鳴乎
大定明昌南渡以來宛丘張子和出專探歷聖之心　發乎
載之秘辨實於虛識燠於寒以至陰陽之所以造化運氣之
所勝復風土之異宜形神之殊稟無一不究其極凡所拯療
如取如攜識者謂長沙河間復生於此世矣興定中召補太
醫居無何求去蓋非好也於是退而從麻徵君知幾常公仲
明輩日游㶚上相共講明奧義辨析至理深悼傳習之弊力
矯而正緒遂以平日所著論議及嘗試之効緝為一卷命曰
儒門事親其意以謂非吾儒不能明辨而是正之以　于天

下後世也、是　之成、一法一論、其大義皆予和發之、至於博
之以文、則徵君所不辭、專議者咸謂非究竟之術、不足以稱
徵君之文、非徵君之文不足以弘究竟之術、所以世稱二絕、而
尤為難得歟、惜其真本爲徵君藏于名山中、不可復見、今之
板行者、尚爲錯亂疑闕、殆傳者之過也、嗚呼、術業如子和、不
得居中以司天下之命、而躋之壽域、徒使之卒　其書
又　殊博雅君子、手而傳之者、或失其真、又不能無遺恨、此
予所以屢歎而深惜之、異時有好事、購得真本、重刊而行之
俾學者獲觀完　以惠天下　後世、則子和為不死矣、歲在單
閼陽月晦日、願齋引、

金史本傳曰、張從正字子和、睢州考城人、精於醫、貫穿素難之學、其法宗劉守真、用藥多寒凉、然起疾救死多取效、古醫書有汗下吐法、亦有不當汗者、汗之則死、不當下者、下之則死、不當吐者、吐之則死、各有經絡脈理、世傳黃帝岐伯所為書也、從正用之最精、號張子和汗下吐、妄庸淺術、習其方劑、不知察脈原病、往往殺人、此庸醫所以失其傳之過也、其所著有六門三法之目、存於世云、

劉祁曰、張子和為人放誕、無威儀、頗讀書、作詩、嗜酒、久居陳、游余先子門、後召入太醫院、旋告去、隱然名重東州、麻知幾九疇與之善、使子和論說其術、因為文之、有六門三法之目、

將行于世會子和知幾相繼死迄今其書存焉歸滑志

朱震亨曰愚閱張子和書惟務攻擊其意以為正氣不能自病因為邪所客所以為病也邪去正氣自安因病有在上在中在下深淺之不同立為汗吐下三法以攻之初看其書將謂醫之法盡於是矣後因思內經有謂之虛者精氣虛也謂之實者邪氣實也其邪所客必因正氣之虛然後邪得而客之苟正氣實邪無自入之理由是於子和之法不能不致疑於其間又思內經有言陰平陽秘精神乃治陰陽離決精氣乃絶又思仲景有言病當汗解診其尺脉濇當與黄芪建中湯補之然後汗之於是以子和之書非子和之筆也馳名中

土。其法必有過於明輩者。何其書之所言。與內經仲景之意若是之不同也。格致餘論

李濂曰。張子和與麻知幾常仲明輩日游㶁水之上。講明奧義。辯析玄理。遂以平日聞見及嘗試之效。輯爲一書。名之曰儒門事親。以爲惟儒者能明辨之。而事親者不可以不知也。是書凡十四卷。蓋子和草創之。知幾潤色之。而仲明又遴其遺爲治法心要。兵塵鴻洞。藏諸查牙空穴中。韋而後出人間。謂非鬼神呵護之力可乎。其中刻論精義。不可縷述。善讀者當自得之。

朱橚曰。張子和宛丘人氏。張戴人是也。有儒門事親書三十

篇、十形三療一帙、治病百法一帙、三後指迷一帙、治法心要一帙、三法六門世傳方一帙、

四庫全書提要曰、儒門事親十五卷、金張從正撰、從正字子和、號戴人、睢州考城人、興定中、召補太醫、尋辭去、事蹟具金史方伎傳、從正與麻知幾常仲明輩、講求醫理、輯爲此書、劉祁歸潛志、稱麻知幾九疇與之善、使子和論其術、因爲文之、則此書實知幾所記也、其例有說、有辨、有記、有解、有誡、有箴、有詮、有式、有斷、有論、有疏、有述、有衍、有訣、有十形三療、有六門三法、名目頗碎、而大旨主於用攻、其曰儒門事親者、則以爲惟儒者能明其理、而事親者當知醫也、從正宗河間劉守

真用藥多用寒凉其汗吐下三法當時已多異議故書中辨謗之處爲多丹溪朱震亨亦譏其偏後人遂并其書置之然病情万狀各有所宜當攻不攻與當補不補厥弊維均偏執其法固非竟斥其法亦非也惟中間負氣求勝不免過激欲矯庸醫恃補之失或至於過直又傳其學者不知察虚實論病乂暫概以峻利施治遂致爲世所藉口要之未明從正本意耳

按醫統正脈中所輯是書凡十四卷以嘉靖中邵伯崖刊本爲祖者原係于一部蒦書蓋所謂儒門事親止其前三卷其他麻知幾并弟子葉述子和之說以所編也

歸潛志曰麻九疇知幾初名文純易州人晚更好醫方與名醫張子和遊盡傳其學爲文精密巧健詩尤奇峭妙處似唐人西京伊良子氏藏元中統中高鳴刻本儒門事親亦三卷先子仍據朱好謙心印紺珠訂其篇目述之于所著醫賸今原其說更據醫方類聚各證門所列以加詳核識于左使人知其舊觀

治病百法

二卷

存

按邵氏刊本第四第五兩卷是也

## 十形三療

三卷

存

劉純曰、廣陵丘克容先生云、今醫之專門於劉張者、率以發汗吐下施治、蓋本諸張子和十形三療、若曰風寒暑濕燥火、內傷外傷、內積外積、視其中人身之上若下、必三法之可已、果子和之遺意歟、何其與內經仲景之言、大不相似也、內經本曰、邪氣盛則實、精氣奪則虛、又曰、虛則補之、實則瀉之、邪盛而實當瀉、三法或可以也、精奪而虛當補、將無他治歟、第曰、木鬱則達之、火鬱則發之、土鬱則奪之、金鬱則泄之、水鬱則折之、是以發汗吐下之別稱也、向使此無彼易果例用歟、仲景治外感分六經、別腑臟、亦嘗發汗吐下也、而太陽有解肌、少陽則三禁、溫病用刺法、豈無其故歟、子和亦曰、不讀本草焉知藥性、又曰、識病得法、工中之甲、伏三法療十形、又何必知藥性、求得法哉、豈子和真書、亡於金源氏之南遷、此特後人附會其說、而執迷妄意者、遂以鹵莽之言、為的確之論、甚至認虛為實、假寒為熱、其於適事為故、與夫各安其氣之說、略不加究、志古之士、獨無憾焉、

按邵柏崖刊本、第六、第七、第八三卷、是也、子和受法於劉守真、藥多用寒涼、金史并歸潛志備述之、則是書出

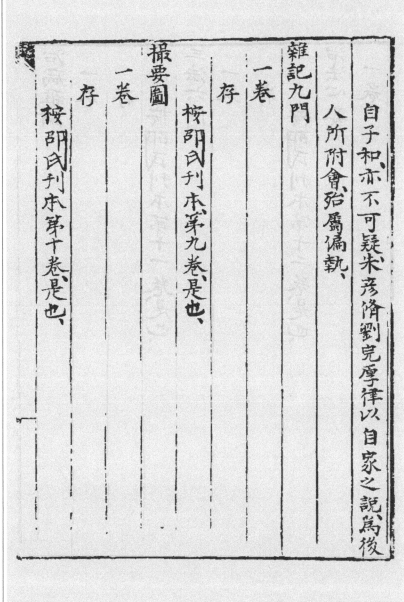

自子和、亦不可疑、宋彦脩劉完素律以自家之說、爲後人所附會、殆屬偏執、

雜記九門

一卷

存

按邵氏刊本第九卷、是也、

撮要圖

一卷

存

按邵氏刊本第十卷、是也、

治病雜論

一卷

存

按邵氏刋本第十一卷是也

三法六門

一卷

存

按邵氏刋本第十二卷是也

治法心要

一卷

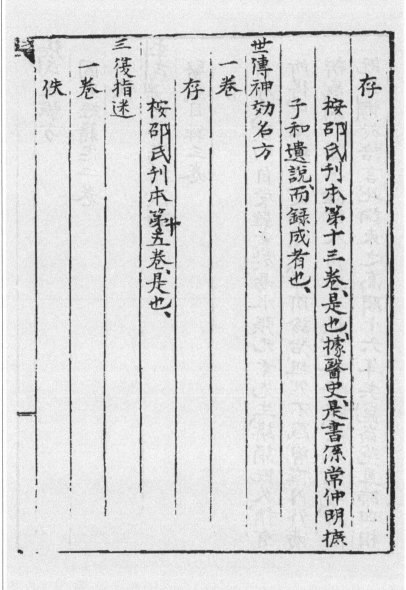

存

按邵氏刊本第十三卷是也、據醫史是書係常仲明撫子和遺説而録成者也、

世傳神効名方

一卷

存

按邵氏刊本第十五卷是也、

三復指迷

一卷

佚

張氏經驗方

國史經籍志二卷

佚

李氏杲內外傷辨惑論

醫藏目錄三卷

存

自序曰僕幼自受難素於易水張元素先生講誦既久稍有所得中年以來更事頗多諸所診治坦然不惑曾撰內外傷辨惑論一篇以證世人用藥之悞陵谷變遷忽成老境神志既惰懶於語言此論束之高閣十六年矣崑崙范尊師曲相

奘惜、屢以治人爲言、謂此書果行、使天下之人、不致夭折、是亦仁人君子、濟人利物之事、就令著述不已、精力衰耗、書成而死、不愈於無益而生乎、予敬受其言、僅力疾成之、雖未爲完備、聊答尊師慈憫之志、師宋文正公之後也、丁未歲重九日、東垣老人李杲明之題、

四庫全書提要曰、內外傷辨惑論三卷、金李杲撰、杲字明之自號東垣老人、真定人、嘗以納貲得官、監濟源稅、案元硯堅作東垣老人傳、稱杲以辛亥歲卒、年七十二、則當生於世宗大定二十年庚子、金亡時、年五十五、入元十七年乃終、故舊本亦或題元人、而元史亦載入方伎傳也、初杲母嬰疾、爲粮

醫雜治而死、迄莫知為何證、杲自傷不知醫理、遂捐千金、從易州張元素學、盡得其法、而名乃出於元素上、卓為醫家大宗、是編發明內傷之證、有類外感、辨別陰陽寒熱、有餘不足、而大旨總以脾胃為主、故特製補中益氣湯、專治飲食勞倦虛人感冒、法取補土生金、升清降濁、得陰陽生化之旨、其闡發醫理、至為深微、前有自序、題丁未歲、序中稱此論束之高閣十六年、以長歷推之、其書蓋出於金哀宗之正大九年辛卯也、

脾胃論

國史經籍志三卷

存

元好問序曰天之邪氣感則害人五藏八風之邪中人之高者也水穀之寒熱感則害人六腑謂水穀入胃其精氣上注於肺濁溜於腸胃飲食不節而病者也地之濕氣感則害人皮膚筋脉必從足始者也內經說百病皆由上中下三者及論形氣兩虛即不及天地之邪乃知脾胃不足爲百病之始有餘不足世醫不能辨之者蓋已久矣注者遭壬辰之變五六十日之間爲飲食勞倦所傷而殁者將百万人皆謂由傷寒而殁後見明之辨内外傷及飲食勞倦傷一論而後知世醫之誤學術不明誤人乃如此可不大哀邪明之既著論矣

且懼俗弊不可以猝悟也故又著脾胃論丁寧之上發二書之微下祛千載之惑此書果行壬辰藥禍當無從而作仁人之言其意博哉己酉七月望日遺山元好問序

羅天益後序曰黄帝著内經其憂天下後世可謂厚且至矣秦越人述難經以證之傷寒爲病最大仲景廣而論之爲廣世法至於内傷脾胃之病諸書雖有其説畧而未詳我東垣先生作内外傷辨脾胃論以補之先生嘗閲内經所論四時皆以養胃氣爲本宗氣之道内穀爲寳蓋飲食入胃游溢精氣上輸於脾脾氣散精上歸於肺冲和百脉頤養神明利關節通九竅滋志意者也或因飲食失節起居不時妄作勞役

及喜怒悲愉傷胃之元氣使勞運之氣減削不能輸精皮毛經絡故諸邪乘虛而入則疾動於體而成痼疾致真氣蕭然而内消也病之所起初受熱中心火乘脾末傳寒中腎水反乘侮土乃立初中末三治及君臣佐使之制經禁病禁時禁之則使學者知此病用此藥因心會通泝流得源遠遡軒岐吻合無間善乎魯齋先生之言曰東垣先生之學醫之王道也觀此書可見矣至元丙子三月上巳日門生羅天益謹序

四庫全書提要曰脾胃論三卷金李杲撰杲既著辨惑論恐世俗不悟復爲此書其説以土爲万物之母故獨重脾胃引經立論精鑿不磨明孫一奎醫旨緒論云東垣生當金元之

交中原擾攘、士失其所、人疲奔命、或以勞倦傷脾、或心憂思傷脾、或以饑飽傷脾、病有緩急、不得不以急者爲先務、此真知杲者也、前有元好問序、從遺山文集、有杲所著傷寒會要引一篇、備載其所治驗、元史方伎傳全取之、而此序獨不見集中、意其偶有散佚歟、又有羅天益後序一篇、天益字謙父、杲晚年弟子、盡得其傳、元硯堅東垣老人傳、稱杲臨終、取平日所著書、檢勘卷帙、以次相從、列於几前、囑謙父曰、此書付汝者、即其人也、

蘭室秘藏

國史經籍志三卷

存

四庫全書提要曰，蘭室秘藏三卷，金李杲撰，其曰蘭室秘藏者，蓋取黄帝素問藏諸靈蘭之室語，前有至元丙子羅天益序，在杲殁後二十五年，疑即硯堅所謂臨終以付天益者也，其治病分二十一門，以飲食勞倦居首，他如中滿腹脹，如心腹痞，如胃脘痛諸門，皆諄諄於脾胃，蓋其所獨重也，東垣發明内傷之類外感，實有至理，而以土爲萬物之母，脾胃爲生化之源，脾虚損論一篇，極言寒凉峻利之害，尤深切著明，蓋預睹劉張兩家末流攻伐之弊，而早防其漸也，至於前代醫方，自金匱要畧以下，大抵藥味無多，故唐書許允宗傳記允宗之言曰，病之於藥，有正相當，惟須單用一味，直攻彼病，藥力自專，病即立愈。今人不能別脉，莫識病證，以情臆度，多安藥味，譬之於獵，未知兔所，多發人馬，空地遮圍，或冀一人偶然逢也。如此療病，不亦疎乎？其言歷代醫家傳爲名論。惟梁此書載所自製諸方，動至一二十味，而君臣佐使，相制相用，條理井然，他人罕能效之者，斯則事由神解，不涉言詮，讀是書者能喻法外之意，則善矣。

活法機要

醫藏目録一卷

存

醫學發明

醫藏目錄一卷

存

萬愈方

醫藏目錄一卷

未見

醫說辨惑論

未見

熊均曰，李杲字明之，自號東垣先生，潔古老人之門弟也，金亡值元，遂爲元人，着作甚多，惟有用藥珍珠囊，脾胃論，內外

傷辨、醫學發明、五經活法機要、蘭室秘藏、瘡瘍論、醫說辨惑
論等書刊行、

東垣試効方
九卷
存

硯堅序曰、醫之用藥、猶將之用兵、兵有法、良將不拘於法、藥
有方、良醫不拘於方、非曰盡廢其舊也、昔人因病製方、邪之
微甚、人之虛實、莫不詳辨而參酌之、然後隨其六氣所侵、藏
府所受、劑品小大、平毒多寡、適與病等、絲髮不舛、故投之無
不如意、後人不揣其本、而 其方、但曰此方治此病、幸而中

者時有之、不幸而誤者、固多矣、諺云、方三年、無病不治、醫
病三年、無方可治、斯言 鄙切中世醫之病、東垣老人李君
明之可謂用藥不拘於方者也、凡求治者、以脉證別之、以語
言察之、以內經斷之、對證設方、其 如響、間有叅合者、畧增
損輒効、蓋病之變無窮、君之方 無窮、所以萬舉萬全也、
羅謙父受學其門、君嘗而以 病所製方錄之、其悉月增
益浸以歲編、凡有聞於君者、又綴而為論、將板行於世、以廣
君之道、抑予聞李君教人講釋經書之暇、每令熟讀本草、川
陸所產、治療所主、氣味之厚薄、補瀉之輕重、根莖無用、華葉
異宜、一一精究、初不以方示之、意蓋有在矣、謙父不私所有、

推以及人，善則善矣。李君教人之本意，殆不然也。君所著醫學發明、脾胃論、内外傷辨、藥象論等書，皆平日究心，將以惠天下後世者，必須合數書而觀之，庶知君製方之旨，免泥而不通之患。若特此編，謂君之能盡在是，非李君望於後人也。至元三年立春後五日，邛城硯堅序。

王博文序曰：東垣先生受學於易上老人張元素，真積力久，自得於心。其法大概有四：曰明經、别脉、識證、處方而已。謂不明經則無以知天地造化之藴，不别脉則無以察病邪之所在、氣血之虚實，不識證則不能必其病之主名以療之，不處方則何以尅其必效。故先生每治人之疾，先診其脉，既别脉矣必斷之曰此藥證也則又歷謂其難素諸經之旨以明其證之無差然後執　處方以命其藥味君臣佐使之制加減炮製之宜或丸或散俾病者餌之以取其效一洗世醫膠柱鼓瑟刻舟覓劍之弊所以為一代名士者以此也今太醫羅君謙夫師先生有年矣盡傳其平生之學亦為當世聞人今將此方釐為九卷鋟梓以傳不獨使其師之術業表見於世亦惠天下後學之士俾獲安全之利也其用心之忠厚誠可嘉尚　丕　為序其端噫先生此方特立法之大　耳不知變者按以治疾或有不效則尤之曰此製方之不精也則誤矣孟子曰梓匠輪輿能與人規矩不能使人巧又曰大匠不

爲拙工改廢繩墨，羿不爲拙射其彀率，引而不發，躍如也，中道而立，能者從之，吾於此書亦云。先生姓李氏，諱杲，字明之，東垣其自號云。至元十七年歲次庚辰清明後二日，通議大夫燕南河北道提刑按察使東魯王博文序。

按明初吳縣倪維德校訂是書，刊行于世，見醫史朱右敕山老人傳及明史本傳。

醫籍考卷五十

醫籍考卷五十一

東都　丹波元胤紹翁　編

方論二十九

趙氏大中風科集驗名方舊闕撰人名氏，今據讀書敏求記補訂。驗字作論。

國史經籍志二十八卷

闕

趙素序曰：夫方者，乃九州風物之宜，治病之方也。上古大聖人帝義帝農帝軒，憂患後世生靈之疾苦，所以作也。曰方，曰法，曰術，迺雷公巫彭之所授也。上自周秦，下及唐宋，皆以風論爲首，諸科爲亞，其次方書，偏曲闊略，未可以爲後世法則也。予雲游三十載，髣髴半天下，歷江湖、省、變蜀之藥，適幽雲、曉羌戎之劑，齊楚不同，夏麗各異，居方隅未可言有所得也。諺云：不願為相者，可以為醫。非諳於病者，難以知藥。噫！醫非細事，可知五行萬物之數之氣之味之性用，方劑始可為據也。故將耳聞目見得効作驗者，書為十集，目之曰《風科集驗名方》，實非利祿之學，以備國家無疆之地，資醫藥夭橫之急爾。旹歲在昭陽赤奮若仲夏著雍敦牂朔旦，大元國特賜虛白處士河中心庵趙素才卿敬題。

大元諸路覆實官安慶先華序曰：予世居恒山，幼適欠州。太祖親差馳馹，煞然覆天下財穀，每於致知格物，恨未究底蘊。

幸遇吾師明陽先生，朝經暮典，温故知新，徧至醫卜道釋儒農工商技藝，罔不傳習，目若權衡，手如刀尺，未有不知其要略者。歲庚子間，又會心菴，乃明陽嗣法之子，至丙午歲，蒙恩特賜皇極道院，賜號虛白處士，來鎮陽也。予一日中酒風，吐血數椀，諸醫不救，處士用一物解之，不三日保康，翌日親謁，詰其所處之方，遂出示一書，題曰風科經驗名方，通乎聖惠、徧北京太醫趙大中奉勅編修，值金亂，遁於吳山，有覃懷趙子中，傳習湮沒其本，虛白處士涉於荊湖間，獲元本，失其序引。歲丙申，挾策歸明，大元徙居恒山，仕官名家，凡有中風者，治之不踰月而痊癒矣，可數焉。予憐其編緝諸風未備者，補綴完美，不揆荒蕪而序其筆，汗之勞，使疾人不置拐扶，而復登車上馬，天下萬世有賴，不為細事矣。

左丞元序曰：先正有言，達則願為良相，不達願為良醫。醫固非良相比也，然任大責重，其有關於人之休戚則一也。醫豈易言哉，醫之良，非醫之良也，方良也。元貞丙申冬官醫提舉劉公君卿訪予沙羨寓舍，出示歷白趙處士所著風科一編，曰：此濟世奇書也，然傳愈久，訛愈多，蓋不特以一亥為三豕而已。知君平日愛人以德，有志活人，敢以校讎為請。予不敏，載念自幼多疾，視人之疾猶己之疾，今既不得如王珪陸宣公達以行其志，獨不能推二公當時輯秘要裒集驗方之心，以淑諸人乎，遂不復辭讓，延研精披究，於是取素問、靈樞、難經、中藏、巢源、千金、外臺、聖惠、醫說等書，及南北經驗名方，并說文字書，逐一參訂，譌者正之，脫者補之，複者削之，舛者竄之，畧者增之，疑者缺之，又取經子史集古今聖賢名醫治風藥品治理製度動風食忌，列于前，庶成全書。門類七十有七，今增廣一百六十有五道，計二百四十二類，元方六百三十二，今續添一千三百四十七道，計一千九百七十九方，釐爲二十八卷，每類則取聖賢議論病證源流，或脈法鍼法灸法，備載篇首，使覽者即瞭然於心目之間，其願爲良醫者，皆有所依據，察脈以驗病，遵方而用藥，可以已疾，而免醫誤之誚，乃予之深願、亦劉公相屬之盛心、是書也、予朝斯夕斯、疲精竭神、閱歷兩朞、始克就緒、不惟始終條理秩秩、較之元本、不爲無補、昔呂文靖公集中書條例成、謂人曰、自予有此例、雖使一庸夫執之、亦可以爲相、今風科既成、予亦曰、使常人得此、亦可作明醫云、大德戊戌、端陽日、後學廬陵左手元辰叟自敘

元好問皇極道院銘序曰、虛白處士趙君、已入全真、而能以服膺儒教爲業、發源語孟、漸於伊洛之學、方且探三聖書、而問津焉、計其真積之力、雖占候醫卜、精詣絶出、特徵曳裾王門、大蒙寵遇、三年、以毋老得請歸、在鎮陽行臺奉被恩旨、發

泉公妳築館迎祥觀之故基是爲皇極道院季月日實叙而銘之處士名素字才卿河中人虚白其賜號云

錢曾曰風科集驗名方二十八卷此書乃趙大中編輯值金亂遁于吴山覃懐趙子中傳習之虚白處士趙素才卿獲原本于湖湘訂譌補缺元方六百三十二續添一千三百四十七通計一千九百七十九方釐爲二十八卷得成全書才卿被召賜還處于皇極道院元遺山爲之作銘是書傳極少醫家尠有知虚白處士者予故著其詳于此

釋氏繼洪嶺南衛生方

醫藏目録四卷

存

亡名氏序曰嘗讀沈括良方序謂治病有五難辨疾難治疾難飲藥難處方難別藥難而於治疾尤詳且謂古之治疾者先知陰陽運歷之變故山林川澤之竅發而又視其老少肥瘠貴賤居養性術好惡憂喜勞逸順其所宜違其所不宜其精過於承蜩其察甚於刺棘可謂至密矣然恐非醫之淺淺者所能與比至嶺南見外方至者病不虛日雖居民亦鮮有不病者因思嶺以外號炎方又瀕海氣常燠而地多濕與中州異氣燠故陽常泄而患不降地濕故陰常盛而患不升業醫者苟不察粤地山川竅發之異有以奪陰陽運歷之變而

徒治以中州常法，鮮有不失者何也。夫以其常泄之陽，而重汗，則元氣不固；以其常盛之陰，而輕利之，則其氣愈陷。是醫藥之害，與山川之害，交爲吾人病也。每患有以濟之，而未得其術。一日獲嶺南衛生方讀之，曰：此仁人之用心也。雖其處方投劑，在臨證審的之。然其論瘴病始末，誠有以握其要領矣。因手校之，若干葉，江施公圖公諸人人，乃遂慨然相捧其梓，以廣其傳。復命婁醫安道附八論及藥性於其後。八論者，慮人惑於病證之似也，使知有所辨；藥性者，慮僻壤之鮮醫，或可因證考藥，而增減之，使知有所據，亦昔人辨疾別藥意也。讀是編者，誠知嶺外受病之由，與所以服藥之宜，而又能

參以老少肥瘠貴賤之別及居養性術好惡憂喜勞逸之殊、庶幾順其宜違其所不宜握陰陽升降之機而不致爲山川風氣所侵以各全其天年云、

婁安道曰按諸證皆有發熱不可悉歸於瘴也故敢搜輯八證標其類之尤者以便于分析使可便召名醫之專門者調治況北人初至百粵及於遐荒絕域之地其業醫者既詳且繆一時未諳槩以瘴論反歸咎於是書也倘留心於是則或少追橫夭者之一二求同志者以發揚云爾并附東垣藥性譜于後以便處方觀覽、

按是書原三卷其第四卷婁安道附錄也卷首載李待

制璆㾭瘧論故醫藏目録誤爲璆所著、

澹寮集驗秘方

十五卷

存

自序畧曰早嵗南遊輒刋㾭瘧諸方于嶺表或謂可以濟人緩急茲復以生平所取雜方編次門類以鄙見質之同志若瘳一切人疾苦然後復俾一切人知病是衆生良藥皆猶藥王上而頓悟味因余之願得矣至元癸未解制後五日汝川釋繼洪書、

許氏國禎御藥院方

十一卷

存

高鳴序曰聖朝以三代相生養之道域民於仁壽唯血氣之屬不能無病又立醫師掌醫之政令如周制而加詳焉醫之術固深大槩已效之方爲前人所寶藏者尤爲難得太醫提點榮禄許公槩二三僚友取御藥院壬寅所刊方書校正其訛補其缺求其遺亡而附益之將宏肆流傳俾人人如在良醫左右余嘉具用心從而叙述之自仲景傷寒論論證處方之後後世以方爲書者無慮數百家至御藥院號稱大備蓋裒集諸家之善而增損持擇雖湯液齊和昭然無纖介畸伴

殆與黄帝内外經、扁鵲八十一難相表裡、其功用豈淺淺哉、
雲起太山、膚寸而合、不崇朝而徧雨乎天下、格物君子、請以
是觀之、至元丁卯八月九日、翰林直學士河東高鳴序、
元史曰、許國禎曲沃人、博通經史、尤精醫術、金末避兵嵩州、
永寧縣、河南平、歸寓太原、元世祖在潛邸、以醫徵至瀚海、留
守、掌醫藥、莊太后有疾、國禎、刻期而愈、世祖即位、授榮禄大
夫、提點太醫院院事、賜金符、至元三年、改授金虎符、十二年、
遷禮部尚書、嘗上疏、言節財賦、禁服色、明法律、嚴武備、設諫
官、均衛兵、建學校、立朝儀、事多施行、凡所薦引、皆知名士、世
祖嘉之、遂拜集賢大學士、進階光禄大夫、卒、年七十六、特贈

金紫光禄大夫謚忠憲後追封薊國公

按　先子曰是書舊逸撰人名氏高鳴序云太醫提點榮禄許公暨二三僚友取御藥院壬寅所刊方書板正其訛補其缺云元史許國禎傳世祖即位授榮禄大夫提點太醫院事考壬寅元太宗十四年乃宋淳祐三年也據此其書係于太宗朝所集高序成于至元四年距壬寅二十五年許遷禮部尚書在至元十三年乃知所謂許公者爲國禎矣又考證類本草引御藥院方十餘道今徵是書無一所見宋志及晁陳二氏俱不載其目蓋宋舊有御藥院方矣古今醫統載此書方藥而其採

攄書目，則云宋太宗朝無名氏集，抑考核之不審也。佐伯毛利君高標所藏，係朝鮮國活板，蓋依元本而配印者。寬政戊午冬，千賀芳久倣乾隆聚珍之式，刷印是書二十五十部，請　先子跋之。庚申春，　先子建言，以數部付崎陽鎮臺，豊後守肥田送清商沈敬膽，爾來閒無消息，不知何故。

醫學源流

未見

按右見千古今醫統。

羅氏天益衛生寶鑑

國史經籍志二十四卷

存

硯堅序曰太醫羅先生學於東垣李君源流於易水張君其道大行懼夫二君之傳久而泯没也集録銓次而刻之梓者非一編矣暇日攜成書四帙見示而曰且將板行一序毋吝繙而閱之曰藥誤永鑑者知前車之覆恐後人蹈之也曰名方類集者古今之方擇之已精詳而録之使後人有所據依也曰藥類法象者氣味厚薄各有所用證治增損欲後人信之也曰醫驗紀述者遇如是病用如是藥獲如是效使後人慎之也大抵皆仁者之用心抑論之天下之事辯之不明固

有似是而非、利於此而害於彼者、况醫之爲道、陰陽虛實、千狀萬態、神聖工巧、存乎其人、合四者而一之、名曰衛生寶鑑、夫鑑之本明、其應物也、無心乎妍醜、而妍醜莫能揜得、是書者、誠能習而讀之、玩而味之、了然於心而無疑、一旦臨用、如鑑之虛明、物來而應、若妍若醜、無纖毫之差、其用豈不博哉、不然、未用時、置之高閣、倉卒間但備檢閱、殆有辨之不明、似是而非、其所失不啻霄壤、詩云、伐柯伐柯、其則不遠、執柯以伐柯、睨而視之、猶以爲遠、殆非先生垂示後人之意也、至元辛巳冬至日、鄖城硯堅題于卷首、

王惲序曰、夫醫與造化參、學之精者爲難、至著書垂訓、其後

世必然之用者爲尤難羅君謙甫東垣先生之高弟嘗謂予言初受簡席下東垣先生曰汝將爲二人之學歟聞道之士乎請曰愚雖不敏幸家君生與教理之深指適所願也故十數年間雖祁寒盛暑親炙不少輟真積力久盡傳其私淑不傳之妙大抵人之疾疢不外夫陰陽變徵我能參兩問會一身推窮其所受根源方爲可爾用是以所得日用之間如敵在目中然後審藥爲攻未嘗不如吾之所必取也因集爲一書題曰衛生寶鑑曰辨誤者證世之差謬明其理之所目也曰擇方者别夫藥之精粗寒燠以酌其疾證之宜否也曰紀驗者述其已之極療與彼之深淺見其功効之實也僕平昔

所得者如是，吾子其爲我序之。余聞醫之爲學，古聖賢致知格物之一端也。軒岐已來，難素靈樞等書，累千萬言，自非以醫爲任者，孰克而究之。若羅君者，可謂以醫爲任，而究其理之所自歟。昔王彥伯醫聲既曰，列三四竈，煮藥於庭，老幼塞門來請，彥伯曰，熱者飲此，寒者飲此，風者氣者各飲此，初不計其酬謝。今羅君亦以道心濟物，復能著書垂後，其必然之用，其仁心普濟，當以彥伯同流，其誰曰不然，故樂爲題其端云。至元癸未清明日，中議大夫治書侍御史汲郡王惲叙。

亡名氏衛生寶鑑補遺

一卷

存

題詞曰羅謙甫先生衛生寶鑑一書、分門別類、纖悉具備、惟治傷寒之法、雖紀述一二、而不全録、蓋以其一門理趣幽深、未易殫舉、況其玄機妙旨已備於仲景以下歷代名醫書中、先生之意、欲可醫者、究心尋繹、庶得其奧、今猶恐遐方僻壤、臨病倉卒、醫者欲求全書檢閱、豈可得乎、故粗述仲景諸公治內傷外感經驗方、并中暑方、附刊卷末、名曰補遺、庶免鹵莽滅裂之輩妄投匕劑誤傷於人耳、若欲究其理致、則仲景治外感三百九十七法、一百一十三方、東垣治內傷、初中末三法、及歷代名醫方論、具有全書、誠能刻意、推求以施治療、

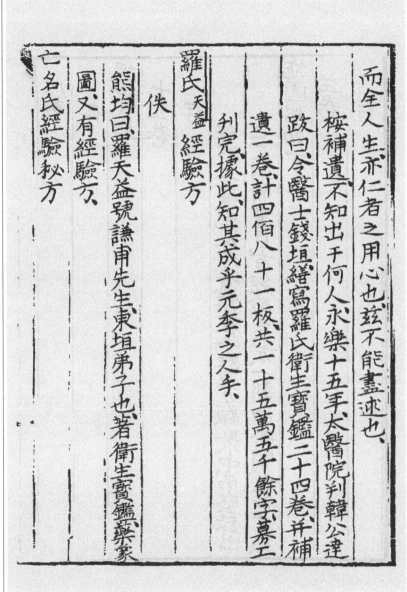

而全人生亦仁者之用心也、茲不能盡述也、

桉補遺、不知出于何人、永樂十五年、太醫院判韓公達

跋曰、今醫士錢垣繕寫羅氏衛生寶鑑二十四卷、并補

遺一卷、計四佰八十一板、共一十五萬五千餘字、募工

刋完、據此、知其成乎元季之人手、

羅氏（天益）經驗方

佚

熊均曰、羅天益號謙甫先生、東垣弟子也、著衛生寶鑑、藥象

圖、又有經驗方、

亡名氏經驗秘方

八卷

存

經驗良方

十五卷

存

桉右二書，元人所著，輯在于醫方類聚中，弟堅錄出之文淵閣書目，有經驗良方，一部四冊闕，豈是書否。

施圓端効方

三卷

存

文淵閣書目曰：端效方，一部，一冊，闕。

按是書，亦是醫方類聚採輯本，第堅繕錄成編。

王氏好古伊尹湯液仲景廣爲大法濟生堂書目作醫家大法

四卷讀書敏求記作一卷

存

題辭曰：夫以醫名世者，衆人皆知之，惟伊尹湯液，人莫知之也，何哉？以其仲景命世之才，獨能廣而行之於當時，人惟知有仲景而不知有伊尹也。然所廣之書十卷，世又未聞，是以歷年縣遠，而此亦莫知之也。但見傷寒論及本草所載，雜見諸方，凡稱仲景，皆是。知仲景而又能歸其元書，嘗言之者，啓玄子文潞公許學士朱奉議潔古老人東垣李明之先生十數人而已、或能知者、止能用藥而忘其言、不知者、不能用藥、而無所言、則無怪其後世之不知也、由是尋方撿論者多、而從源註本者少、予憫其如此、故纂此一書、先之以軒岐之七方十劑、次之以炎帝之四氣七情、總之以仲景之經絡標本、補之以和扁之虛實部分、悉歸之大易生化之源、神則可以測天地之變化幽玄、微則可以求疾病未形之隱奧、因脈定證、因證製方、不必錙銖、或中大則願不快哉、其間圖景顯設、內外詳備、明哲視之、洞曉玄機、不必重樓幽闕、明堂絳宮、九真列位、百神攸居、而後已、仙家之道、必於是爲基之、嗟乎、遊䰡行屍、酒甕飯囊、豈知乎此。甲午夏六月古趙王好古信之題。

錢曾曰、伊尹湯液、仲景廣爲大法一卷、伊尹湯液散見諸書、醫家未覩其全、仲景獨能廣而行之、古趙王好古復纂成此書、又爲仲景之功臣矣。

醫壘元戎

國史經籍志十二卷

存

自序曰、葦車千乘、帶甲十萬、運籌策、沈機神鬼、猜泣奇正、萬全歷古如此、況良醫之用藥、獨不若臨陣之用兵乎、奈何世人以平昔鹵莽之浮學、應倉卒無窮之疾變、其不眩駭顛仆者寡矣、況患固多藏於細微、而發於人之所忽、由輕蹈危、療之求當、苟無妙算深謀、成法以統之、則倒戈敗績之不暇、尚何勝之可圖哉、則前日門類品目之定、盡計不及之也、予自河南與諸友將弟兵、日從事於患難之塲、而隨病察脉、逐脉定方、閑之劫之、薄之發之、以盡其宜、吐之補之、汗之下之、以挂其當、攻守不常、出没無定、大綱小紀、經緯悉陳、本數末度、條理具設、前乎此古人之所隱秘深藏、或不盡意者、不啻胸中自有十萬精鋭、如大阿之在匣中、其輝未嘗耀於外、一旦撒而揮之、有以恐人之耳目、特八陳之奇鋒、七擒之利刃、其敵可刦其勝，可決而其安可圖，如此而後已，故曰醫壘元戎云。丁酉九月二十九日，趙州教授兼提舉管內醫學王好古進之撰。

跋曰：是書已成於辛卯，至丁酉春爲人陰取之，元藁已絶，更無餘本，予職州庠，杜門養拙，虀鹽之暇，無所用心，想像始終，十得七八，試書首尾，僅得復完，猶遺一二，尚未之備，故今日得而今日録，明日得而明日書，待以歲月，久則方成，無欲速，無忘心也。好古。

四庫全書提要曰：醫壘元戎十二卷，元王好古撰。好古字進之，趙州人，官本州教授，據好古所作此事難知序，蓋其學出於李杲，然此書海藏黄耆湯條下稱杲爲東垣李明之先生，而易老大羌活湯條下稱先師潔古老人，則好古實受業張元素，殆如趙匡、陸淳因受春秋於啖助，而淳又從匡講問歟。自跋稱是書已成於辛卯（金哀宗正大八年），至丁酉春（元滅金之第四年）爲陰取之，元槀已絶，更無餘本，予職州庠，杜門養拙，蕭監之暇，無可用心，想像始終，十得七八，試書首尾，僅得復完。前有自序，亦題丁酉歲，蓋初成於金末而重輯於元初也。其書以十二經爲綱，皆首以傷寒，附以雜証，大旨祖長沙緒論，而參以東垣、易水之法，亦頗採用和劑局方，與丹溪門徑小異，然如半硫丸條下註云：此丸古時用，今時氣薄不用，則斟酌變通，亦未始不詳且慎矣其曰醫壘元戎者自序謂良醫之用藥若臨陣之用兵也此本爲嘉靖癸卯遼東巡撫右都御史餘姚顧遂所刻萬歷癸巳兩淮鹽運使鄞縣屠本畯又重刻之體例頗爲參差蓋書帕之本往往移易其舊式今無原本可校亦姑仍屠本録之爲

此事難知

醫藏目録二卷

存

自序曰予讀醫書幾十載矣所仰慕者仲景一書爲尤爲然讀之未易洞達其趣欲得一師指之徧國中無有能知者竊

而思、窮蘇而思、天其勤恤、俾我李公明之授手、及所傳之妙、旬
儲月積、浸就編帙、一語一言、美無可狀、始而終之、終而始之、
即無端之圜璧也、或有人焉、厭聞而惡見者、豈公徒使然之
哉、彼未嘗聞、未嘗見、恥夫後於人之過也、因目之曰此事難
知、以其不因師指也、人徒見是書、爲傷寒之法、而不知上合
軒岐之經、中契越人之典、下符叔和之文、茲又言外不傳之
秘、具載斯文矣、時至大改元秋七月二十有一日、古趙王好
古識、

四庫全書提要曰、此事難知二卷、元王好古撰、是編專述李
杲之緒論、於傷寒證治尤詳、其間三焦有幾、分別手足明孫

一圭極稱其功、惟謂命門包絡、與右尺同論、又謂包絡亦有三焦之稱、未免誤會經旨耳、史稱杲長於傷寒、而會要一書、元好問實序之、今其書已失傳、則杲之議論、猶賴此以存其一二、前有至大元年自序、稱得師不傳之秘、旬鍛月積、浸就篇帙、蓋好古自爲裒輯、今本東垣十書、竟屬之杲、殆爲繆誤、考明李濂醫史、亦以是書爲杲作、則移甲爲乙、已非一日矣、

葛氏彦和醫學會同

二十卷

佚

李濂葛應雷補傳曰、葛應雷字震父、姑蘇人也、攻于醫、嘗著

醫學會同二十卷、推五運六氣之標本、察陰陽升降之左右、以定五藏六府之虛實、合經絡氣血之流注、而知疾病之候、死生之期、處方制劑、砭焫率與它醫異、時按察判官李某中州名醫也、因診父病、復咨於應雷、聞其咨論、父子相顧駭愕曰南方亦有此人耶、乃盡出所藏劉守真張潔古書、與之討論、無不脗合、而劉張之學、行於江南、寔自始、應雷由平江醫學教授擢江浙醫學提舉、

陳繼葛彥和墓誌畧曰、吳中以儒爲醫、而德被人者、世稱葛氏、宣義即思恭、以醫采季、生進義校尉、從豫博極群書、尤邃醫家言、其生官醫提領應澤、應雷兄弟、皆偉秀讀書、皆精義

理、言行皆卓卓志所存者、皆慕古人、業醫皆出群輩、應澤爲詩文十二卷、繡版以傳、應雷病世之言醫者、執方拘論、莫究原委、宣洩補益守護攻伐之法、不識時用、乃著醫家會同二十卷、以暢其道、江南言劉張法者、自應雷始、文集

蘇州府志曰、葛應雷扁其齋曰恒、謂醫不可無恒也、

王氏幼孫簡便方

一卷

佚

程文海自觀先生王君墓碣曰、唐之季、太原王該奉母黃、避地江南、至廬陵家爲、好善急義、世稱長者、王家宋紹興中、有

盧溪先生庭珪與胡忠簡公銓友皆以剛直名王益顯由該十五世至迪功即次魚次魚生卿貢進士鐖鐖生如篪如篪生宜孫仍孫幼孫宜孫善為文好奇古幼孫字季稚是為自觀生生性篤孝母劉疾苦痰醫莫之治一日夢讀南陽活人書或指甘桔湯良覺如夢立愈寶祐丙辰赴闕上書言國事餘萬言不報歸教授于鄉宋之亡其友文丞相兵敗執以歸過廬陵謁于驛舍為文祭之期以必死辭氣忼慨左右嗚咽莫能仰視自是日與賓客過從守經執禮浩然以終也數詣府陳救荒弭盜之術民賴焉有妖僧惑衆自利日就禱以千數白于邑屏之其與鄉人處諄諄然且教且諫有鬬者輒自

解曰獨不愧王先生乎嘗宿友人胡斗南萊義亭食有羹曰古人食必祭即唱四句曰惟神生也何神逝也何處飄然乘風尚或余顧食己危坐至旦日予逝矣予逝矣未幾卒于家年七十六娶劉氏勤儉孝慈先三年卒子男福德吉長觀真東德長登世女適彭嘉龍孫男二留禄卒以大德二年正月十有一日葬以二月三日墓在邑之里田大山之原有中庸大學章句二卷太極圖説擬盜朱陵辨深衣圖辨經籍論易通貫三爲一圖家傳譜系簡便經驗二方各一卷雜著若干卷歐陽先生守道謂其學從陸氏文自蘇氏云烏乎亦尚德博雅君子哉延祐改元閏三月其子真以狀來京師乞銘真

又賢宜銘銘曰死可生生可亡孝且忠窮何傷蝶之山下有
江江洋洋王氏昌文集

經驗方
一卷
佚

元氏好問 集驗方
佚

自序曰予家舊所藏多醫書往往出於先世手澤喪亂以來
寶惜固護與身存亡故卷帙獨存壬寅冬閑居州里因録手
所親驗者為一編目之曰集驗方付搏拊輩使傳之且告之

曰：吾元氏由靖康迄今，父祖昆弟仕宦南北者又且百年，官無一廛之寄，而室乏百金之業，其所得者此數十方而已，可不貴哉。十二月吉日，書于讀書山之東龕。

周氏候衛生方

佚

元好問序曰：定襄周候夢卿，弱冠從其兄戶籍判官器之作舉子，遭罹兵亂，投迹戎行，屢以戰多取千戶封，佩金符，然其舉子習氣故在也。中年以來，頗以醫藥卜筮爲事，孤虛壬遁、風角鳥占，俱號精備。軍旅間病患倉猝，爲之投劑救療既廣，遂爲專門之業，以夏課綴葺之勤，而移之芝朮蔘桂之下，好事者有秘方，可責目前之効者，必來告之，歲月既久，寖成卷帙凡若干卷若干首，以周氏衛生方目之，予以世契之故，得傳録焉，竊謂醫藥大事也，古人以爲藥猶兵，然兵殺人之器，善用之者，能以殺人者生人，不善用之則反以生人者殺人，世之君子，留意于性命之學者，良有旨哉，予於周候不獨美其已試之功，與兼愛之心，又以見其角逐風塵之際，雖有獨揮千軍之勇，果非樂于戰闘，以人命爲輕者，故爲道所以然者，冠諸篇，遺山元某引，文集

王氏東野集驗方

五卷

存

吳澄送王東野序曰、吉永新王氏世執醫伎、而東野始以發身、提領官醫、自州而路、比至京師、因貴近上其名、遂得給事聖宮、游曆寵錫、徽政院請立廣惠局、以濟民病、實自東野倡其議、被恩命、受同提舉官、又陞提舉官、一時榮遇、有如此者、其後局廢、東野不復仕、年六十三、將其孥歸故鄉、予觀耆進之人、舍舊者必圖新、出此者必入彼、有所未饜、則顧而之它、奔走伺候、無休息時、鑽刺虧縫、營求百端、以僥倖於萬一、孰肯輕去名利都府、而退就田里也哉、今東野未至耄老、而知止足之分、迴車復路、以偕其初服、脫然無所係戀、超超然有高尚肥遯之風其賢於人遠矣東野所受賜賚不貲悉以買田贍其鄉之醫學家藏集驗方鋟木以傳夫財者人之所秘而不私諸己其用心之廣爲何如儒流或未之能而醫流能之予所以再三嘉歎而於其歸也書以爲贈 文集

程文海永新州醫學祭田記曰國家仁民愛物無所不用其極天下郡縣建醫學置官吏與儒學等醫有功於民甚大誠有國者所宜先昔人方之相業可見已大德初王東野爲吉安路永新州官醫提領七年遷本路副提領至大四年赴調京師改臨江未行徽政院使羅司徒薦其名興聖宮命爲太醫歲年之間三錫楮幣凡七千五百緡皇慶二年夏又命乘

傳還江南、迎妻子、初爲永新、時手建廟學、歲三月三日、九月九日、有事于三皇、唯取給醫家、至是盡以所受上賜、買田五十畝入學、奉春秋之祀、還朝謁余記、東野永新人也、大父文信父慶隆、皆有善行、其祖母又賢、日夜課東野、學不懈、而東野長好倉公之術、遂稱良醫、又被寵用、凡所錫賚、不以仁妻子、不以事緇黃、惓惓買田、鄉校以蠲誅求、可謂不負矣、嗟夫永新之學者、既無公上供給之勞、又當國家崇重之日、益勵所學、以擴其仁民愛物之心、此則東野之志、而國家之望也凡吏于茲學者、其亦勉之哉、延祐改元二月朔記、文集

按是書、輯在于朝鮮國醫方類聚中、弟堅錄出以還原

目、

杜氏思敬濟生拔萃

醫藏目錄十九卷

存

自序曰醫之爲業切於用世而學士大夫目爲工技賤不之省業其家者又或不能至到苟爲以自肥此醫道之晦而不弘也若乃發於論注開惠後學則安得不資於前人也素問述鍼刺仲景始方論今諸家所集浩繁就能徧覽枚試而果適用者固在乎明者之擇爲也昔嘗聞許文正公語及近代醫術謂絜古之書醫中之王道服膺斯言未暇尋繹絜古者歟

張元素也，潔古其號也，雲岐子璧，其子也，東垣李杲明之，海藏王好古進之，宗其道者也，羅天益謙夫，紹述其術者也，皆有書行於世。往年致政中書，家居泌上，因取而讀之，大抵其言理勝，不尚事功，圓融變化，不滯一隅，開闔抑揚，所趣中會其要，以扶護元氣爲主，謂類王道，良有以也。於是擇其尤切用者，節而錄之，門分類析，有論有方，詳不至冗，簡不至略，仍首鍼法，以放古制，併及餘人之不戾而同者，以示取舍之公，釐爲五帙，帙具各書，總名之曰濟生拔粹，蓋不敢徇人言，妄以諸家爲非，尤不敢執己見，謾以此書爲是。自度行年八十有一，目力心思，不逮前日，從事簡要，庶於己便，復思刻板廣傳，善與群人同茲閒惠。雖然，醫不專於藥，而舍藥無以全醫，藥不必於方，而舍方無以爲藥。若夫學究天人，洞識物理，意之所會，治法以之者，將不屑於此。是書也，雖於大方之家無所發揮，苟同余之志者，亦未必無所補也。延祐二年十月初吉，寶善老人銅鞮杜思敬序。

殷氏簡簡驗方

補元志卷闕

未見

吳氏以寧去病簡要

補元志二十七卷

未見

余氏幼白　蒼生司命

佚

歙縣志曰、余士冕字子敬、父幼白、精岐黄理、輯有蒼生司命、冕尤能世其家學、沈痾立起、試多奇中、補訂前書未備者、曰諸證析疑、子之儁醫驗、一如其父、

余氏士冕　諸證析疑

佚

潘氏濤　醫學繩墨

佚

江西通志曰、潘濤上高人、累世以業醫、名至濤益顯、全活甚衆、嘗著醫學繩墨一書、其目有十、一切脉、二問證、三斷病名、四辨逆順、五明標本、六立治、七審輕重、八處方、九用藥、十調理、行於世、

亡名氏烟霞聖効方

未見

澹軒方

未見

醫林方

未見

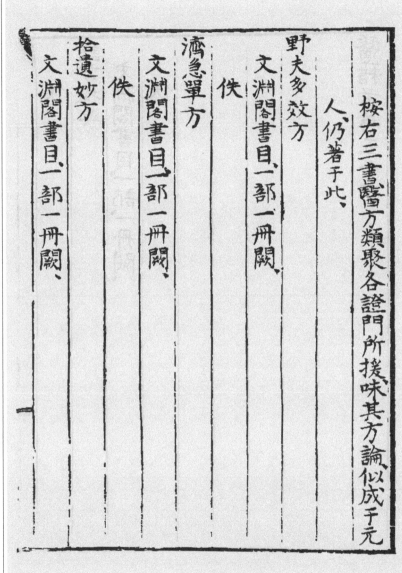

按右三書醫方類聚各證門所援味其方論似成于元人仍著于此

野夫多效方

文淵閣書目一部一册闕

佚

濟急單方

文淵閣書目一部一册闕

佚

拾遺妙方

文淵閣書目一部一册闕

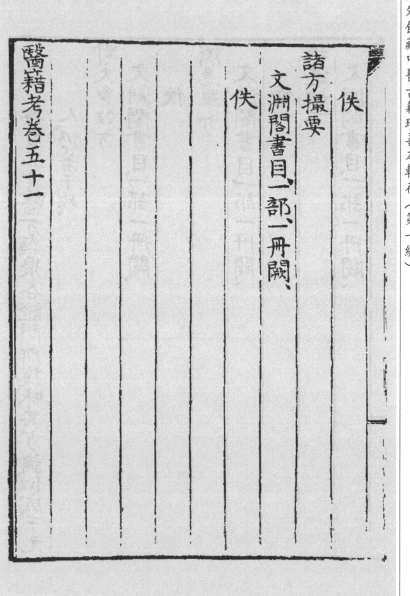

佚

諸方撮要

文淵閣書目、一部、一册闕、

佚

醫籍考卷五十一

醫籍考卷五十二

東都　丹波元胤紹翁　編

方論三十

陸氏仲遠千金聖惠方

佚

江南通志曰、陸仲遠青陽人、醫不嗜利、有逸士風、能察腧經脉、審榮衛順逆、軒履到門、日數百、而園池竹石、觴壽鏗鏗然樂也、年老思九子莫容不能去、日著千金聖惠方、子孫守之、遂家於此、

竟氏允泰德安堂方

補元志一百卷

未見

王氏開增注醫鏡密語

補元志一卷

未見

倪燦曰、王鏡澤失其名、蘭陵人

按王鏡澤名開字啓元見于金華府志今據著其名、

孫氏允賢醫方集成

佚

王元福序略曰、文江孫氏集諸方取切要者、各以類編名爲大成、各類首又取三因及嚴氏諸家之説、合而爲編、庶觀者得其説而求其方、瞭然在目矣、編成求序、鋟梓以廣其傳、使閱方者、一覽而盡得之、可省蓄方之繁、而行遠者、亦可挾以自便、或可爲衛生之一助云、辛酉至治初元文江王元福序、

熊氏彦明類編南北經驗醫方大成

十卷

存

題詞曰、醫方集成一書、四方尚之久矣、蓋所謂濟生拔萃宣明論瑞竹堂孫子和徐同知　方、尤爲切要、所不可遺、本堂今得名醫選取奇方、增入孫氏方中、俾得通貫、名曰醫方大

成重新綉梓以廣其傳合衆流而歸一源使覽者便之不必求之他書可也明醫之士幸共鑒之

熊均曰孫允賢文仁人元仁宗延祐中選醫方集成予先祖彦明公選宣明抜粹等方而附益之是謂醫方大成

四庫全書提要曰類證南北經驗醫方大成十卷舊本題元文江孫允賢撰本名醫方集成此本為錢曾也是園所藏猶元時舊刻目録末題至正癸未菊節進德書堂刊行前有題識曰醫方集成一書四方尚之久矣本堂今得名醫選取奇方增入孫氏方中俾得通貫名曰醫方大成云云則坊賈所為非允賢之舊矣

按，先子曰，是書稱南北經驗者，謂南北之域，寒燠各異，然書中諸方，用之通治，倶得其効驗，故以命書者也。後閲吉田意菴宗恂釋是書，南北之義，與先子之說相符。

熊氏宗立醫書大全

二十四卷

存

自序曰，醫善專門，方貴經驗，古今方書，傳於世者甚衆，蓋初學之士，猶臨海問津，焉能適從哉。書林舊刊文江孫氏醫方集成，後之名醫，續增宜明拔萃等方，文謂之大成，是皆經歷効驗有不待試而百發百中者誠衛生之捷徑也然其方中證類混雜分兩欠明俾我同志不無憾焉余自幼多病喜讀醫書暇日因取前方及證歸類措方入條復選諸名方中有得奇効而孫氏未嘗採者與夫家世傳授之秘總彙成編凡二十四卷目之曰醫書大全各卷分門各門析類各類載方方名之上次序順流以一二三四之數而標記之與目錄互相貫通使人展卷提其綱領而節目分明治病之際審其證候而方藥備具得無檢閱之繁庶免狐疑之患書成藏于家塾以供自治之需非敢謂之當也坊中好事者固請梓行與衆共之余不能已因述其梗槩題諸篇端云正統十一年歲

在丙寅暮春之初鼇峰熊宗立道軒序

桉天文中洛醫吉田意安宗桂鈔出是書諸論題曰醫方大成論以便初學越前一栢翁者亦嘗爲之

陳氏子靖醫方大成

佚

吴澄序曰以一藥治一病者本草也以數藥治一證者醫方也醫方祖於本草而其合數藥以爲一方也審其五氣酌其五味定其君臣佐使如樂師調律如軍師布陣主對處置一一得宜非心通乎大化智周乎小物不能也是蓋出於上古聖神之所爲而後世名醫以漸增益爲者也然上古之方如

所謂伊尹湯液論，不復可見，今之所存，惟傷寒論之方最古，而千金次之，後賢增益，以至于今多矣。公家之聖惠則太繁，私家之易簡則太略。上方觀道士陳子靖，賦質清粹，務學精勤，用力於醫尤專，類古今諸家之方，而去取之，名曰醫方大成。所取率皆嘗試有効者，備而不繁，要而不略，寔醫方之至善，其可以參贊上古聖神，後世名醫，弘濟生民之功，行者夫

艾氏元英如宜方

二卷

未見

四庫全書提要曰，如宜方二卷，元艾元英撰。元英東平人，始

末無攷此本爲三山張志寧所刋前有二序一爲至正乙未林興祖作一爲至治癸亥吳德昭作其書首列藥石炮製總論不過數十味未免簡畧第一卷述證自中風至雜病凡三十類第二卷載方凡三百有餘其曰如宜者如某證宜用某湯其證宜用某圓散是也其說一定不移未免執而不化焦氏經籍志高氏百川書志俱不著録然相其版式猶元代閩中所刋非依託也

按萬歷壬寅陳嘉猷重刋是書附以其家傳脉法并歷試效方改名曰回生捷録

王氏珪泰定養生主論

醫藏目録十六卷

存

自序曰中陽立是清淨幽居將二十載以靜待動備見正邪其爲枉病枉死盲醫瞎灸莫知所由故澄心適興信筆而書或一日得數千言或迤邐連月不欲措一辭中間論不避嫌語其害生者方不貴多載其必効者今年六月峻絶人事謾編成卷一家之説未能盡善故泄二教之機與引九流之緒餘蹤謬之辭固不足取信於人盡其在我庶可杜門然則是書之於世也如鄭亭之於岐路而示人曰此去則有虎狼出没彼去則爲驛程大道征人感念曰此蹊徑也憧憧往來者

莫非行役乎彼大道也行役幾希而我獨進之耶或者一旦遇害則征人唯曰命矣夫彼之大道又焉知其爲果無狼虎乎余故知世人之情聞鵲聲則衆喜之如有所得殊不知鵲亦能噪凶聞鴉聲則衆惡之如有所失殊不知鴉能使人避凶而亦不能報吉故鴉絶吉而鵲半凶而終不惡鵲終不喜鴉嗚呼凶乎吉乎喜乎惡乎事在於彼不在此而鵲不得不噪鴉不得不報唯人自裁之雖欲勿用養生其舍諸故首以原心爲發明之始次序婚合孕育嬰幼童壯衰老宣攝避忌以禦未然之病然後運氣標本陰陽虛實脉證病治以爲全生去病之法然後類方對證以爲規矩之用備述痰證一條以

為方書神闕拾遺之式更類雜治活法常驗之方並無毫髮苟簡穿鑿之妄倉卒乡醫之處雖不能明脉問疾用藥并井有條外選肘后秘寶諸家備急數門續抄古今明訓二道自省一篇以為開邪存誠之要用質高明非敢固望人人共為枯槁幽樓（棲）然後盡善但於一切據方用藥之時知有所生之心耳或曰吉人之辭寡而子之辭無乃喋喋乎余曰吾聞晉書云平蜀之後其將問蜀士曰孔明言句何其瑣碎士曰簡辭惟聖與聖則可彼師旅之衆故當詳喻於是余之反復而言正欲人人共曉之也始作於泰定改元又莊子云宇泰定者發乎天光故命曰泰定養生主論莊子亦有養生主論養

生而有主則不惑於二三說也。遯人洞虛子王中陽自序。

楊易跋曰：右奉定續養生主論一編，予得之藩參東皐冒公。舊本但稱洞虛子，稱中陽，竟不知作者名氏。比讀匏菴吳先生集，始爲元之其人，王均章之書也。其略云：均章名珪，自號中陽老人，生元盛時，年未四十，棄官歸隱虞山之下，慕丹術，尤邃於醫，年餘九十而卒。又謂見吳思菴跋，乃考之元史，無其傳，敏德吳公思菴集無其跋，蓋薄榮願慕高蹈之流，而國史家集偶遺之也。所著之書凡數種，此特其一，且長於繪事，錢氏所藏虞山圖乃其手寫，隱居所有紫關丹竈藥欄之屬，亦以其詩而知耳。東皐公雅好醫術，而篤於奉親，間嘗以是編及予知予有老母也茲欲刻梓以傳又將推及予之心以及于人人養生君子時一閱焉當不待藏刀牧羊之悟其亦思過半矣夫正德辛未夏六月初吉進士建安楊易謹跋

四庫全書提要曰泰生養生主論十六卷舊本題元洞虚子王中陽撰其書論婚孕老幼陰陽氣運節宣之宜並摘録服證方劑以資調攝取莊子字泰定者發乎天光及養生主之語名之前有中陽自序及至元戊寅段天祐序蓋正德間兵部郎中冒鸞所重刊也後有楊易跋謂吴寬集中載中陽爲吴人名珪字均章自號中陽老人生元盛時年四十棄官歸隱虞山之下慕丹術尤邃於醫

薩德彌實瑞竹堂經驗方

國史經籍志十五卷

存

王都中序曰：曩予誦范文正公良相良醫之言，未嘗不歛衽嘉嘆。何則？良相輔弼元首，佐治邦政，興利除害，選賢任能，使人樂其業，而其仁之見諸事者，足以澤被四海。良醫導人有脉，療理有證，脱痾起痼，斡元氣而開壽域，使人安其生，而其仁之蘊諸心者，亦足以被及萬姓。蓋出處之轍雖殊，而吾人之用心則一，君子不可斯須而忘吾仁，則吾仁之在天下，不可勝用矣。謙齋薩公志文正之志，學文正之學，初以驄馬繡衣風威所及奸貪破膽而生靈奠安由栢垣而登徽府一以是心民以是厚茲守建昌殆將小試龔黃事業爲異日姚宋良相之効公乎 哉公猶以爲未盡乃退而考訂名家方書及遊宦博採以經驗諸方分門別類爲書一十五卷鋟梓郡庠題曰瑞竹堂經驗方將以傳之萬世如公之仁可爲至矣予忝公之知屬序編首俾人誦茲集者不唯知公之心良於醫抑以知公之志良於相相者皆自其仁心中之流溢也歟

時泰定丙寅九月望日閩中王都中序

程文海薩德彌實謙齋御史瑞竹詩曰江南御史彈琴處插竹爲援竹自成不見稚叢緣節上渾疑隣筍過墻生清陰已

比甘棠愛直氣先占衣綉榮回首荆臺舊亭下高枝應有鳳凰鳴文集

四庫全書提要曰瑞竹堂經驗方五卷元沙圖穆蘇原作薩理彌實今改正撰沙圖穆蘇元史無傳其事蹟不可考以吳澂王都中二序核之則其字爲謙齋嘗以御史出爲建昌太守是書即其在郡時所撰集也原書本十五卷楊士奇等文淵閣書目載有一部一冊而晁瑮寶文堂書目內亦列其名則是明中葉以前原帙尚存其後遂散佚傳本今據永樂大典所載搜採編輯計亡闕已十之五六而所存者尚多謹依方詮次分立二十四門釐爲五卷中間如調補一門不輕用金石之藥其

處方最爲醇正又女科之八珍散即四君子湯四物湯之併方其用尤廣明薛己醫案已詳著之至瘡科所載返魂丹與今世瘍醫所用梅花點舌丹奪命丹相類內托千金散以治癰毒亦見殊功是皆可資利濟之用惟幼科之褐丸子與蘇沈良方中所列褐丸名目相類治療亦同特彼用烏頭桂香附乾姜陳皮配合攻補兼行頗爲周密此乃用黑牽牛京三稜蓬莪朮諸品殊病其過於峻利蓋金元方劑往往如斯由北人氣稟壯實與南人異治故也此在於隨宜消息不可以成法拘矣

張氏適中古今通變仁壽方

佚

吳澄序曰，世之醫方不一，唯有所傳授得之嘗試者多驗。予最喜嚴氏濟生方之藥，不泛不繁，用之輙有功，蓋嚴師於劉，其方乃平日所嘗試而驗者也。淮南張道中學脉法於朱鍊師永明，朱之師劉君名開，劉之師崔君名嘉彥，傷寒一科，專學於李，祖李氏意，集諸家所用藥，分門類證，名之曰古今通變仁壽方，觀其中風傷寒二部，藥皆精審，視濟生方加詳焉，是亦有所傳授得之嘗試，豈苟然也哉，其所學於崔劉者深探今原別有編類，文不止藥方而已。文集

徐氏文中加減十三方

一卷

存

徐克昭曰徐文中字用和宣州人也自少傳其婦翁鍼藥方術又善符呪鞭龍縛鬼以此名湖間始爲縣吏即棄去又爲安陸府吏後棄去遊吳吳大戶患濕腿腫文中與療鍼行病除留爲郡吏時鎮南王妃臥疾不可起坐王府御醫皆不能愈南臺待御史秃魯以文中名聞即馳驛就吳郡召之至則王以禮見賜坐便殿道妃所疾苦延入診視王曰疾可爲乎對曰臣以鍼石加於玉體不痊其安用臣遂請妃舉手足妃謝不能文中因請診候按手合谷曲池而鍼隨以入妃不覺

知少選請舉如前、妃復謝不能文、中曰、鍼氣已行、請舉玉手、妃不覺為一舉、請足足舉、王大喜、明日妃起坐、王大設宴、賜賞賚無算、聲震廣陵、皆以為盧扁復出也、稗史集傳

亡名氏加減十八方

國史經籍志一卷

存

四庫全書提要曰、靈秘十八方加減一卷、舊本題德府良醫所良醫胡嗣廉校編、前有嘉靖十七年可泉子序、云不知何人所輯、則嗣廉但校正編次耳、非所撰也、其書以世人多用和劑局方、不知加減之用、因以此十八方各詳其因證加減

之法、以便於用、然病機萬變、相似者多、但據證以加減藥味、似非必中之道、仍與敕局方者等也、十八方後、又附補中益氣湯等四方、共爲二十二方、亦不知何人所加、或即嗣康續入歟、

按是書收在于臞仙活人心下卷、蓋演徐文中之方而所編、仍附于此、

潘氏陽坡加減方

一卷

未見

朱撝曰、劉守眞先生、金朝人也、初傳得劉君榮甫、再傳得劉

君吉甫、三傳得陽坡潘君、心印紺珠經序

按右見菉竹堂書目、

李氏仲南永類鈐方

醫藏目録二十二卷

存

自序曰嘗聞病家有抱病以用醫者矣有人子而不知醫藥納死生 他人之手者矣醫家有曰家傳秘密貴藥而不録方因有以藥試病者矣世之方藥 何限矣僅可以備醫氏之捜撿而或尚眛於所施、病者醫者隱忍諱冒、何所逭哉鈐方之作本之醫經傷寒有法雜病有方傷寒屬外因言法者一定之例也雜病通三因立方者當謹所向也要知傷寒之法可以推而治雜病而雜病之方未嘗不出於仲景百十三方也今人諱疾惡目傷寒之名棄其書而不讀迺攻雜病之方以出奇是皆棄其本者是編以風寒暑濕四中四傷居其前以傷寒雜病通為一門凡仲景傷寒證中有此病者因以雜病之亦有此病者附其後而加三因之所向以明之并以脈病因證治增為五事銓而為圖貫串彼此互為發明泛觀者必以博為煩詳考之當知其約且要也醫學家不獨得處用感蕿之助衛生家實可備持循切急之救豈復有隱忍諱冒之失哉雖然醫經猶易經也醫者意也易者變也程子之

序易曰至微者理也予所傳者辭也由辭以得意則在乎人爲愚曰易之陰陽亦猶夫病之有陰陽也羲黃之書理由此而固出也推意而知變者當自得之銓成允賢孫君常恨其集成之畧揭治法於此補訂加詳爲倡諸公之刻則盛中天隱德君子也方本曰錫類者天池先兄考言之今曰永類誠欲著吾永感也至順二年辛未至日栖碧山中李仲南序

劉賔序畧曰是編曰錫類鈐方者吾天池李君名迺季栖碧所爲也栖碧平生無世俗嗜好見其先四方其弟館百里外念伯季既不可以俱出而雙親老思有以壽之者則謝諸公館聘結道院水月間以延方外必有如馳道士回先生者

過之　有以壽其親也既於還丹之學有得會而迺翁還初先生不相待矣則慨曰丹之道遠矣庶幾明方脉以壽吾母耳則大集古人醫書條其鈐列爲錫類之書蓋諸科之方藥一閱而無不在目者矣倉卒遇證如暮夜求水火無不應者嗟乎栖碧方著是書　豈蒐儸岐黄之遺哉求以生其親而不可得則是　啣哀茹痛恨得其道之不早而先君子之不可復生也而其壽母夫人者猶在此則此書之傳豈非以錫類爲孝哉

錢曾曰永類鈐方二十二卷栖碧山中人李仲南校檢古今醫書并以脉病因證治增爲五事鈐而爲圖貫串彼此發明

成書，使人一覽了然。其初名曰錫類，後改爲永類者，仲南以書成于親歿之後，啣哀茹痛，所謂著其永感耳。

危氏（亦林）世醫得效方

國史經籍志二十卷

存

自序曰：工欲善其事，必先利其器，器利而後工乃精。醫者舍方書何以爲療病之本？自難經、湯液、靈樞、傷寒論等篇出，而後之醫師著述者殆數百家，蓋發縱指示，俾對病而知證，因證而得藥，其用心亦仁矣哉。僕幼而好學，弱冠而業醫，重念先世授受之難，由鼻祖自撫而遷于南豐，高祖雲仙遊學東京遇董奉廿五世孫京授以大方脈 家而醫道日行伯祖子美復傳婦人正骨金鏃等科其父碧崖得小方科於周氏伯熙載進學眼科及療瘵疾至僕再參究瘡腫咽喉口齒等及儲積古方并近代名醫諸方由高祖至僕凡五世矣隨試隨効然而方 浩若滄海卒有所索目不能周乃於天曆初元以十三科名目依按古方參之家傳晰夕弗怠刻苦凡十稔編次甫成為十有九卷名曰世醫得効方首論脈病證治次由大方脈雜醫科以發端至瘡腫科而終編分門析類一開卷間綱舉而目張由博以見約固非敢求異於昔人直不過欲便於觀覽云耳欽惟國朝念郡黎之疾苦惠民有局設

教有學於醫尤切、然自愧山林鄙陋、見聞不博、妄意、纂集舛謬惟多、尤賴當道搢紳醫師、進而教之、訂其訛、補其偏、俾綉諸梓、則庶幾廣聖皇好生之仁於無窮、豈不韙歟、仍至元三年歲丁丑七月既望、嘉禾後學達齋危亦林拜手謹書、

哈剌歹等題辭曰、南豐危亦林世醫得効方、編次有法、科目無遺、江西提舉司校正之、牋上于院、下諸路提舉司重校之、復白于院、院之長貳僚屬皆曰善、付其屬俾綉梓爲、噫是方之効、豈以此一言、而遂傳歟、至元五年、太醫院識、

四庫全書提要曰、世醫得効方二十卷、元危亦林撰、亦林字達齋、南豐人、官本州醫學教授、是編積其高祖以下五世所

集醫方，合而成書。一曰大方脉科，分子目九十有一；二曰小方脉科，分子目七十一；三曰風科，分子目十；四曰産科，兼婦人雜病科，分子目三十有三；五曰眼科，分子目十二；六曰口齒兼咽喉科，分子目六；七曰正骨兼金鏃科，分子目二十；八曰瘡腫科，分子目二十四，共十九卷。附以孫真人養生法節文一卷。其總目鍼灸一科，有科無書，校檢其文，皆散附各科之中。蓋標題疎舛，實非闕佚。自序稱纂始於天歷元年，迄功於後至元三年，其用力亦云勤篤。前有至元五年太醫院題識，備列院使十一人，同知院事二人，僉院事二人，同僉院事二人，判官二人，經歷二人，都事二人，掾吏一人銜名。蓋江西官醫提舉司，以是書牒醫院，下諸路提舉司重校，覆白於醫院，而後刋行，亦頗矜愼。序中稱其高祖遇仙人董奉二十五世孫，傳其秘方，雖技術家依託之言，不足深詰，而所載古方至多，皆可以資考據，未可以罕所發明廢之也。

仁存孫氏闕名治病秘方

十卷

闕

文淵閣書目：孫氏仁存方，一部四册，闕。

桉先子曰：是書，嚮有同僚藏去者，借而閱之，舊人鈔本，葢二百年前物，缺自首卷至第四卷，所存第五卷以下僅六本、是雖零殘、然希世之異編、因鈔而藏之、甲子冬偶詣少將雲州公治鄉邸、座間有書數卷、公舉見示、乃是書鈔本、亦恨闕第一卷、然文字端雅、紙刻精妙、實元板也、余遂貸歸、鈔補前四卷、雖未至完、然各病門類於是始具矣、但無序跋、故不得知孫氏何代人、熊均醫學源流曰、仁存孫氏治法方、雖有板刻以行、未詳其年代出處、今考其書體例、論病集方之旨、亦為元人無疑矣、本草綱目附方、引孫氏仁存堂經驗方、考諸是書、靡有載者、豈別有其書者歟、

孫氏仁存堂經驗方

未見

桉右見于本草綱目附方、

亡名氏神異諸方

文淵閣書目、一部一册闕、

佚

# 醫籍考卷五十二

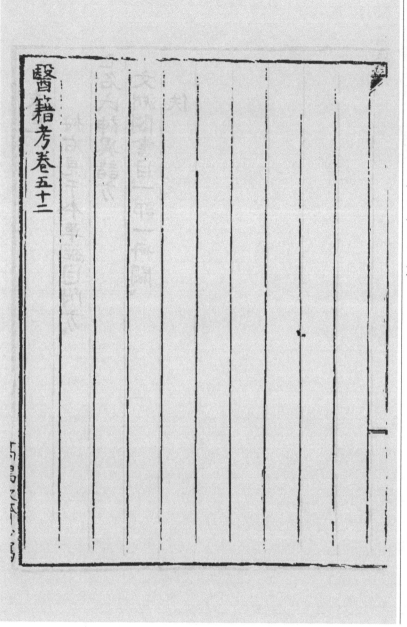

# 醫籍考卷五十三

東都　丹波元胤紹翁　編

## 方論三十一

### 羅氏知悌心印紺珠

一卷

佚

戴良曰、羅名知悌、字子敬、世稱太無先生、宋理宗朝寺人、學精於醫、得金劉完素之再傳、而旁通張從正李杲二家之說、然性褊甚、恃能厭事、難得意云、九靈山房集丹溪翁傳

朱震亨曰、泰定乙丑夏、始得聞羅太無并陳芝岩之言、遂往

拜之、蒙叱罵者五七次、趦趄三閱月、始得降接、因觀羅先生治一病僧、黄瘦倦怠、羅公診其病因、乃蜀人、出家時其母在堂、及游浙右、經七年、忽一日念母之心不可遏、欲歸無腰纏、徒爾朝夕西望而泣、以是得病、時僧二十五歲、羅令其隔壁泊宿、每日以牛肉猪肚甘肥等、煮糜爛與之、凡經半月餘、且時以慰諭之言、勞之、又曰、我與鈔十錠作路費、我不望報、但欲救汝之死命爾、察其形稍蘇、與桃仁承氣、一日三貼、下之皆是血塊痰積、方止、次日只與熟菜稀粥將息、又半月、其人遂如故、又半月餘、與鈔十錠、遂行、因大悟攻擊之法、必其人充實、禀質本壯、乃可行也、否則邪去而正氣傷、小病必重、重病必死、羅每日有求醫者來、必令 其診視脉狀回稟、羅卧聽口授、用某藥治某病、以某藥監某藥、爲引經、往來一年半、並無一定之方、至於一方之中、自有攻補兼用者、亦有先攻後補者、有先補後攻者、又大悟古方治今病、焉能脗合、隨時取中、其此之謂乎、是時羅又言、用古方治今病、正如拆舊屋揍新屋、其材木非一、不再經匠氏之手、其可用乎、格致餘論

錢曾曰、羅知悌心印紺珠一卷、知悌字子敬、號太無先生、集六散三九十六湯、以總持萬病、意在康濟斯民、甚盛心也、是冊繕寫精楷、乃名手所書、宜珍秘之

## 朱氏震亨 格致餘論

國史經籍志一卷

存

自序曰素問載道之書也詞簡而義深去古漸遠衍文錯簡仍或有之故非吾儒不能讀學者以易心求之宜其茫若望洋淡若嚼蠟直以為古書不宜於今厭而棄之相率以為局方之學間有識者又以齊其方技浸不之省醫道隱晦職此之由可嘆也震亨三十歲時因母之患脾疼眾工束手由是有志於醫遂取素問讀之三年似有所得又二年母氏之疾以藥而安因追念先子之內傷伯考之瞀悶叔考之鼻衄幼弟之腿痛室人之積痰一皆歿於藥之誤也心膽摧裂痛不

可追，然猶處學之未明，至四十歲，復取而讀之，顧以質鈍，遂朝夕鑽研，缺其所可疑，通其所可通，又四年而得羅太無諱知悌者為之師，因見河間戴人東垣海藏諸書，始悟濕熱相火，為病甚多，又知醫之為書，非素問無以立論，非本草無以立方，有方無論，無以識病，有論無方，何以模倣，夫假設問荅，仲景之書也，而詳於外感，明著性味，東垣之書也，而詳於內傷，醫之為書，至是始備，醫之為道，至是始明，由是不能不致疑於局方也，局方流行，自宋迄今，罔間南政，翁然而成俗，豈無其故哉，徐而思之，濕熱相火，自王太僕注文，已成湮沒，至張李諸老，始有發明，人之一身，陰不足而陽有餘，雖諄諄然見於素問、而諸老猶未表章、是局方之盛行也、震亨不揣蕪陋、陳於冊、并述金匱之治法、以證局方之未備、間以己意、附之於後、古人以醫爲吾儒格物致知一事、故目其篇、曰格致餘論、未知其果是否邪、後之君子、幸改而正諸、

宋濂題辭曰、金之以善醫名凡三家、曰劉守真氏、曰張子和氏、曰李明之氏、雖其人年之有先後、術之有攻補、至於惟陰陽五行升降生成之理、則皆以黃帝内經爲宗、而莫之有異也、張一再傳、其後無所聞、李雖多門弟子、又在中州、人有罕知之者、獨劉之學、授之荊山浮屠師、師來江南、始傳太無羅知悌于杭、太無宋寶祐中人、受幸穆陵、得給事禁中、性倨甚、

無有能承其學者，又獨至烏傷朱君，始能傳之。初，君之未從太無也，手抄陳師文、裴宗元所定大觀二百九十有七方，晝夜而習焉。既而悟曰：故方新病，安有能相值者？苟是且殺人。乃盡棄去，度制河，走吳中，尋師而求其說，父之不能得，復走宛陵，走南徐，走建業，皆無異。中時纍纍道途，聞方不能所適，忽有以太無爲告者，遂還杭拜之，凡十往返，不得通。君乃立其門，終日不動，太無憐其志，爲敎暢三家之旨，而一析以經。越數年，悉受其學以歸。鄉之群醫方泥裴、陳之學，聞君言，皆大驚，已而又皆大服，翕然共尊事之。君年既高，所見益粹精，其自得者類多前人所未發，乃徇門人張翼等請，著爲書若干

篇名之曰格致餘論、特以示金華宋濂、濂竊受而讀之、見其
立言深察、證詳、未嘗不歎、君用志之勤也、蓋當大觀之方盛
行世之人、烏知有所謂內經之學、君獨能崎嶇數十百里、必
欲求師而受其說、雖險阻艱難、更嬰迭挫、曾不爲之少動、所
以卒能成其學、向使君之志稍變焉、烏有今日哉、傳曰用志
不分、其道乃成、殆君之謂矣、君之此書、其有功於生民者甚
大、宜與三家所著、並傳於世、故濂得備書傳學用功之所自
於、篇端、其見君之自序者、因不暇及也、君名震亨、字彥脩、許
文懿公之高弟弟子、公講學入華山、時君即從之遊、而聞道
最先、剛明正直、不可干私、其安貧守道、雖古君子弗過也、而

醫又特其一事云至正七年冬十有一月日南至金華宋濂書於浦陽東明山中

劉桂曰丹溪醫之聖者也其爲格致餘論一書超邁今古奚容輕議然沉潛反覆竊有可疑者焉論中左大順男右大順女之說丹溪獨指氣血之陰陽反遺脉位之陰陽乃以醫人之左右手立論有戾經旨者可疑者一也醇酒宜冷飲之論吾見世人飲熱酒者亦無恙飲冷酒者雖盛暑亦致病焉可疑者二也至如倒倉一法丹溪自云得之西域異人近世余自擊士大夫數人信行此法死者相繼可疑者三也噫西域之人殊方異域風氣不同稟賦亦異此法豈可行於東南柔弱

之人手門人誤錄於勞瘵吐血門中、爲禍甚大。且勞瘵欬血、眞陰虧損、藏府脾胃虛弱、津液枯竭、不宜吐瀉。昔徐文伯治范雲之疾、有取汗之戒、尚促天年、況吐下之法、施于勞損之人、可乎。或以是罪余輕議前人、余應之曰、孫眞人千金方有房中補益法、丹溪辯之曰、苟無聖賢之心、神仙之骨、未易爲也。又曰、若以房中爲補、殺人多矣。丹溪能爲孫公之忠臣、余顧不能爲丹溪之忠臣乎。語曰、不以人廢言、使丹溪復生、其殆不廢余言矣。續醫說

四庫全書提要曰、格致餘論一卷、元朱震亨撰。震亨字彥修、金華人、受業於羅知悌、得劉守眞之傳。其說謂陽易動陰易

虧，獨重滋陰降火，創爲陽常有餘，陰常不足之論，張必賓等
攻之不遺餘力。然震亨意主補益，故諄諄以飲食色慾爲箴，
所立補陰諸丸亦多奇效。孫一奎《醫旨緒餘》云：丹溪生當承
平，見人多酗酒縱欲，精竭火熾，復用剛劑，以至於斃，因爲此
救時之說，後人不察，遂以寒涼殺人，此不善學丹溪者也。其
說可謂平允矣。是編前有序，云古人以醫爲吾儒格物致
知之一事，故特以是名書。蓋震亨本儒者，受業於許謙之門，
學醫特其餘事，乃性之所近，竟不以儒名，而以醫名。然究較
方技者流爲能明其理，故其言如是。戴良《九靈山房集》有丹
溪翁傳，敘其始末甚詳云。

丹溪醫案

國史經籍志一卷

存

丹溪醫論

二卷

未見

朱氏傳方

一卷

未見

按右見于菉竹堂書目、

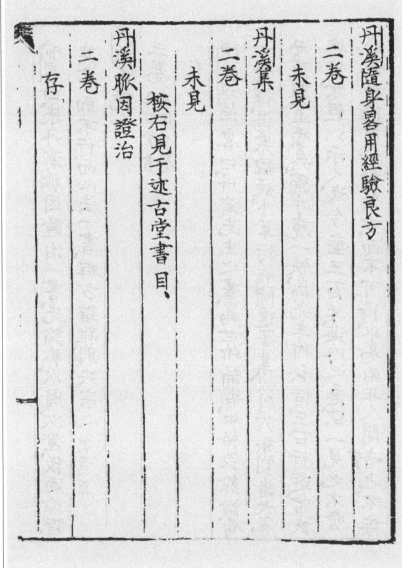

丹溪隨身略用經驗良方

二卷

未見

丹溪集

二卷

未見

按右見于述古堂書目、

丹溪脉因證治

二卷

存

喻昌曰朱丹溪脉因證治一書先論脉次因次證後迺論證其書即不行而心法一書群方錯雜則共宗之 寓意草

丹溪手鏡

三卷 述古堂書目作二卷

存

陳乾陽序畧曰丹溪先生之書爲世所誦習如格致餘論局方發揮傷寒辯疑本草衍義補遺等集以列於張劉諸大家毋或敢置喙矣獨手鏡一帙爲先生所秘惜左右行遊常挾與俱不輕以示人迄今垂三百年海内之急欲一見之不啻如長桑陽慶所稱禁方而不可得以爲殆非人間有者也不佞

嘗爲言明府吳公乃僅得之於其後裔神物之出豈有其候耶先生之後興廢者數矣然皆徒秘其書相戒毋泄而不能有所表章故亦時有魚豕之憾公於是爲一一攷正而命剞劂以廣之不佞陽獲卒業焉其文簡質而旨奧衍其洞人之臟腑陰陽而爲之劑往往於單辭片語輒能奇中然大要淵源於黄帝語非素問弗道也

錢曾曰丹溪手鏡二卷此爲清常手校本序稱丹溪著書數帙皆行于世此乃耄年所作故傳之獨秘獨遲未知清常從何本是正其校書可謂專勤矣

金匱鉤玄

國史經籍志一卷

佚

李濂曰戴原禮訂正丹溪先生金匱鉤玄三卷間以己意著其後、

四庫全書提要曰金匱鉤元三卷元朱震亨撰明戴原禮校補中稱戴云者原禮說也末附論六篇不刻於目録中一曰火豈君相五志俱有論一曰氣屬陽動作火論一曰血屬陰難成易虧論一曰滯下辯論一曰三消之疾燥熱勝陰論一曰泄瀉從溼治有多法論皆不題誰作觀其滯下辯論引震亨之言則亦原禮所加也震亨以補陰爲宗實開直補真水

之先，其以鬱治病，亦妙闡内經之旨，閲諸家無窮之悟，雖所用黄檗知母，不知後人之用六味圓，直達本原，所製越鞠丸亦不及後人之用逍遥散，和平無弊，然篳路藍縷，究以震亨爲首庸，是書詞旨簡明，不愧鉤元之目，原禮所補亦多精確。明史方伎傳載此書於原禮傳中，卷數與今本同，稱其附以已意，人謂不愧其師，其爲醫家善本可知矣，原禮浦江人，洪武中御醫，本名思恭，以字行，故史作戴思恭，宋國禎湧幢小品曰，戴元禮，國朝之聖醫也，太祖稱爲仁義人，太孫即位，拜院使云云，元禮即原禮，蓋國禎得諸傳聞，故音同字異耳。

按焦氏經籍志别載平治會萃方三卷，然與鉤玄一書名異耳，仍不著錄，其編輯在于薛己二十四種中。

丹溪秘傳方訣

十卷

存

張應鵬跋曰：右丹溪秘傳方訣，彦脩先生家藏書也。證下有論，論下有方，辭雖簡畧，包括無遺，誠若良金美玉，爲世之希有者。予久慕斯集，弗獲一覩。近因考績歸省，偶得觀于友人朱思貞家，目駭心異，喜而不寐者累夕，遂求思貞原本，用鋟諸梓，庶使先生利濟之心，不致於泯沒，而紛紜之庸醫，不致於繆誤。思貞素以仁愛存心，况能旁通于醫者，樂然付與，因

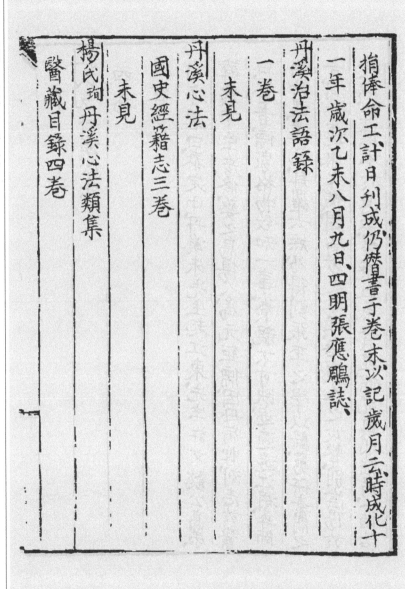

捐俸命工計日刊成仍僭書于卷末以記歲月云時成化十一年歲次乙未八月九日四明張應鵬誌

丹溪治法語録

一卷

未見

丹溪心法

國史經籍志三卷

未見

楊氏珣丹溪心法類集

醫藏目録四卷

存

程氏充丹溪心法

四卷

存

自序略曰泰定中丹溪朱先生起江東先生許文懿公高弟諱震亨字彥修婺之烏傷人爲元鉅儒因母病脾刻志於醫曰醫者儒家格物致知一事養親不可缺遂遍遊江湖尋師無所遇還杭拜羅太無乃得劉張李之學以歸窮研素問之旨洞參運氣之機闢局方之非宜悟戴人之攻擊別陰陽於疑似辯標本於隱微審察血氣實虛探究真邪強弱一循活

法無泥專方誠醫道之宗工性命之主宰而集先賢之大成者也其徒趙以德劉叔淵戴元禮氏咸能翼其道遺書傳播有年景泰中楊楚玉集其心法刊於陝右成化初王季瓛附方重梓於西蜀志欲廣布海內使家傳人誦不罹夭枉其用心仁矣而楊之集篇目或有重出而亦有遺附以他論使玉石不分王因之附添諸方多失本旨充江左一愚夙志於此每閲是書實切病焉輒不自揆妄意竊取平治會萃經驗方及玉機微義衛生寶鑑濟生拔萃東垣河間諸書校究之尾會首因証求方積日既久復得今中書烏傷王允達先生以丹溪曾孫朱賢家藏的本寄示合而參考其或文理乖訛意不

相貫者、詳求原論、以正其誤、篇目錯綜、前後重疊者、芟去繁冗、以存其要、此有遺而彼有載者、采之以廣其法、論既詳而方未備者、增之以便檢閱、一言去取、無敢妄有損益、庶幾丹溪之書、猶涇渭合流、清濁自別、烏鷺同棲、皂白攸分、學者免惑於他岐、疾疢得歸於正治、未知其然否乎、極知僭踰、無所逃罪、同志之士、倘矜其愚、正其訛舛而賜教之、則充之至願也、於是乎書、成化十七年歲次辛丑仲冬、休寧後學復菴居士程充謹識、

跋曰、楊楚玉類集心法、中間水腫、虛腫、痛風、肢節痛、麻木、婦人小便不通等證、文多重出、又取別論附於其間、雖能補其

缺畧、不免混淆難別、致丹溪主病之旨不明、王季瓛因正論及附論中方未備載、又作附錄、如夢遺、椿樹根丸、淋證六味地黃丸、婦人三補丸等、不錄丹溪原方、却於他書取方名相同、增入藥味、與病懸隔、充恐用者不察、反致有誤、今以丹溪原論考訂遺誤、錄於證首、次附戴元禮辨證、次錄正方、以見正法不雜、其附論不去、題曰附錄、用存編者之意也、復盡載附論中方、題曰附方、恐人妄去取也、庶幾明白、又增入外科倒倉等法、以翼其未備、觀者詳焉、成化庚子花朝日、程充識、

程敏政序畧曰、予宗人用光世業儒、而好醫、其讀素難之書甚稔、最喜朱氏之說、嘗以丹溪心法、有川陝二本、妄爲世醫

所增附深懼上有累于朱氏乃爲之彪分疆列釐其誤而去
其複以還其舊凡朱氏之方有別見者則以類入之書成將
刻梓以傳請予序之予故以多病好醫而未能也輒以醫卜並
言于篇首使業醫者知其道本出于聖人其書本足以比易
而非可以自卑則日勉焉以致力乎本草素難脈經之書以
及五君子之說而尤以朱氏爲入道之門則庶幾上可以輔
聖主拯世之心下可以見儒者仁民之効而醫不失職矣用
光名充休寧叉口人與予同出梁將軍忠壯公後

方氏廣丹溪心法附餘

明志二十四卷

存

自序曰、昔予毋年艾時、以家事繁冗、不暇啜粥、惟飲冷酒、以致内傷脾胃、遍身發出赤斑、是時天疱瘡傳染、斑與相類、醫之者多不能辨、遂然而卒、罔覺其咎、蓋斑無頭粒、瘡有頭粒、易分別、而不知爾、歿後葬毋、不得已而與鄰人訟、三載始白、既而感激、乃志於學、讀書之餘、恒取醫書丹溪心法覽之、見其所謂飲食内傷脾胃、發出赤斑之論、乃喟然悲嘆、其前病果誤於醫者、正程夫子所謂病卧於牀、委之庸醫、譬之不孝者也、終天之恨、曷有窮耶、由是心之於醫、若口之於芻豢、不能釋也、竊惟斯道、肇自軒岐、迄漢而下、代不乏賢、求其可以爲萬世法者張長沙外感李東垣內傷劉河間熱證朱丹溪雜病數者而已然而丹溪實又貫通乎諸君子尤號集醫道之大成者也先生既没而其遺書則有丹溪心法傳于世蓋其術至精故其爲言至切寔保命之良規濟人之妙訣也惜乎是書詳於法而猶畧於方袖珍等書則又詳於方而畧於法也自不便檢閱時梓符鄭尚宜張汝孝輩亦達於醫者也以予言爲然予於是乃將心法去訛留正群方删繁就簡合爲一書凡五年餘始脱稾不敢他有所名名之曰丹溪心法附餘其間病目分之以門藥方聚之以類每證之下先具心法後附群方俾法不離乎方方不離乎法又取丹溪本草衍義

補遺及崔真人脉訣舉要王節齋明醫雜著附載於中而於醫之藥性脉理病機治法經絡運氣六者粗備其正誤補闕以俟後之君子然初學之士與養生之家或有取焉庶乎得醫道之正而不為他岐所惑僭妄之罪固知無所逃矣謹序

嘉靖十五年丙申春三月穀旦新安後學方廣序

立書本旨曰予觀得醫道之全者丹溪一人發丹溪之蘊者心法一書然其書自程用光重訂之後若無餘憾第附錄不盡削去而與正法矛盾焉丹溪纂要醫學集成雖能備丹溪群書然因心法混淆而采取亦不免於差謬蓋丹溪群書其門人戴元禮趙以德劉叔淵已采載於丹溪心法之上矣而

纂要集成二書、又是將丹溪群書、飜謄一次、今以百年之後追想其人之言、何若親炙須教之爲的哉、玉機微義蒐輯群書、條陳絜白、爲醫書之折衷、惜乎丹溪心法、而不得與焉、袖珍方、乾坤生意、保生餘錄等書、雖備群方、然其間有一等用藥辛香燥熱、與夫瞑眩之劑、寔非氣血虛者所宜乎、因此而留心焉、今除玉機微義一書不煩之外、謹將丹溪心法、除去附錄、止以正法正方具于前、群書惟取切合病情之劑、附于後、彙分臟列、集爲一書、名曰丹溪心法附餘、將與玉機微義同驅並駕于世、而醫之方書、庶幾乎備矣、觀者詳焉、

凡例曰、一病目、謹依丹溪心法之舊、凡有增入者、註新增二

字以別之、其間以門而分者、庶見病機之同也、一各證首具丹溪正法正方、依程用光考索精確、爲醫門萬世之規矩準繩者也、一附諸賢論、庶見病之源流治之方法也、不能悉載、其間有關者、君子宜於玉機微義求之 一附脈理、庶知病之陰陽表裡虛實寒熱之情也、亦不能悉載其間有關者、宜於脈經脈訣求之 一附諸方、以輔丹溪所不及、其間以類而聚者、庶見治法之異也、然方書汗牛充棟、不勝其多、姑取不違於理者、列載于上以待君子采擇焉 一王節齋明醫雜著方論、取附于各證之下、蓋節齋深得丹溪之旨、故備載以俟參考焉、一病證欠發明處、藥方有疑難處、予綴俗

說以通之、有廣按二字別之、倘有差謬、後之君子、幸賜教焉、
一丹溪本草衍義補遺、雖另成一書、然陝板蜀板閩板丹溪
心法咸載之、程用光重訂丹溪心法、而徽板乃削去之、反不
爲美、今仍取載書首、使人獲見丹溪用藥之旨也、
貫詠序畧曰、予以多病懇乞、賜休林下、暇日檢方、亦竊疑之
於是遠延方君過韻、因出所次丹溪心法附餘凡二十四卷、
相與訂之矣、方君名廣、字約之、古菴其號、新安儒醫也、嘗遊
河洛、旅寓陳留、野亭劉公亦雅重之、恒以藥活人、乃謂是書
超邁群識、切切日用、雖楊楚玉輩再纂、而不能備集脉訣之
詳、程用光氏繙刻、而不能盡芟附録之誤、於是重加檃括、訛

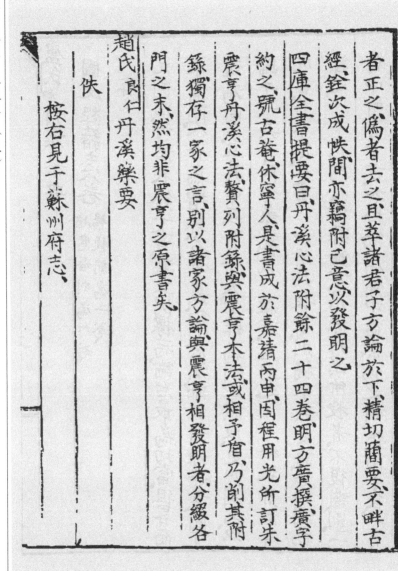

者正之，僞者去之，且萃諸君子方論於下，精切簡要，不畔古經，銓次成帙，閒亦竊附己意以發明之。

四庫全書提要曰：丹溪心法附餘二十四卷，明方廣撰。廣字約之，號古菴，休寧人。是書成於嘉靖丙申，因程用光所訂朱震亨丹溪心法，贅列附錄，與震亨本法或相矛盾，乃削其附錄，獨存一家之言，別以諸家方論與震亨相發明者，分綴各門之末，然均非震亨之原書矣。

趙氏良仁丹溪藥要

佚

按右見于蘇州府志。

盧氏和丹溪纂要

國史經籍志八卷 趙應春刻爲六卷 楊捷刻爲二卷

存

凡例曰：丹溪衣鉢一書，其立例據病論治，最爲切當，但畧而未備。門人各爲增錄，名薈萃、鉤玄、心法、師友淵源等書，固亦遺漏尚多，且其中互有得失。今肆爲刪正，裁取更加潤色，以歸于一。其有附會謬說，竄入雜方，直削之。一格致餘論等成書并本傳及書中所具長篇，則摘取其要語，必加潤色錄之。一凡門人所錄論方，果係丹溪所授者，不復識別。一篇中所有古方，如內傷篇補中益氣湯之類，悉附于後。又有一等古方如傷寒篇麻黄湯之類雖非篇中所用然皆切於施治而不可無者亦附之以備參用　一凡藥方惟備于一處於目録中見之　一凡丹溪本文皆大字愚所註皆小字但其藥方下分兩制度亦照舊用小字者所以便觀覽也一凡篇中藥方下分兩制度或有或無或詳或略或大字或小字皆仍諸書之舊也　一凡篇中方名亦用陽文各藥亦分兩具列皆所以便檢覽也

李呈祥曰丹溪隱君子也細觀纂要一書燮理之道寓焉不但可爲却病延年之助而已　古源山人集

按醫藏目録有趙應春丹溪心要據黄延之纂要序

曰、丹溪纂要、海内刻之累矣、重校之者、江陰蟠龍山人也、山人趙姓、諱應春、幼業舉子、書畫殊絶、有松雪遺風、素多病、尤精於醫云、則所謂心要者、亦是書也、余嘗得丹溪要刪一書、凡八卷、題云山陰適適道人校、蓋亦唯改是書篇目者、乃明時坊刻也、

亡名氏丹溪適玄

醫藏目録三十卷、

未見

丹溪心要

八卷

存

高賓序曰醫家之有丹溪猶吾儒之　夫子蓋惟深於其道而　真獨得之妙則允立言成　繼往開來師法百世莫之　丹谿之　爲醫南者多矣成化間又有心法之刻弘治間又有醫要之刻此外又有心要一書則所家藏而未出者　歲雖已刊行而魯魚亥豕訛舛特甚吾姪子正潛心斯道之久而常寤寐於丹谿之心故於是書尤注意焉又誠不忍坐視其謬以誤天下也遂加手校而重刻之俾同人以共躋斯民於仁壽之域雖極勞費所不辭焉可尚也已吾因錯伍三書而互觀之心法

言心、而不曰要、醫要言要、而不曰心、此則曰心、又曰要焉、蓋雖一家之言、互相出入、而此書之視二書、則尤精且備焉、蓋實丹溪精神心術之微、鑿鑿乎流出肺腑者矣、此心要之所由名也、

## 葛氏乾孫醫學啓蒙

佚

徐顯葛乾孫傳曰、葛乾孫字可久、平江人也、生而負奇氣、儀狀偉特、膂力絶倫、未冠、好爲擊刺之術、戰陣之教、百家衆技靡不精究、及長、遂更折節讀書、應進士舉、所業出語驚人、主司方按圖索駿、不能識、所弛士把玩不忍捨、置君亞撰、君曰、

此不足爲也吾寧齷齪從諛離析經旨以媚有司意乎遂不
復應試猶時時指授弟子皆有可觀金華黄公溍尤奇其文
勸之仕不應世傳藥書方論而君之工巧獨自得治疾多
奇驗自丞相以下諸貴人得奇疾他醫所不能治者咸以謁
君無不隨愈有士人患傷寒疾不得汗比君往視則發狂循
河而走君就捽置水中使禁不得出良久出之裹以重繭得
汗解其治他疾多類此當是時可久之名重於南北吴人有
之四方者必以可久爲問四方大夫士過吴中亦必造可久
之居而請焉其爲人倜儻而温雅慈愛而好施故人無賢不
肖皆愛敬之至正壬辰徽冠轉掠江浙吴人震恐浙西廉訪

僉事李公仲善，請君與圖，君勸城之，因守以討賊，仍請身任其事。李公壯其言，然其計，卒城之，而民賴以安。明年癸巳春正月，與予遊開元佛舍，私與予言：吾聞中原豪傑方與，而吾不及預命也夫。公茲六氣淫厲，吾犯司地，殆將死矣。如斯必於秋。予曰：何至是。踰月果疾，予往視之，則猶談笑無他苦。秋七月，沐浴竟，遂偃然而逝，年四十有九。其詩未及詮次，藏于家。其行於世者，有醫學啟蒙、文經絡十二論。君既沒，而朝廷聘君之命適至，已無及矣。稗史集傳

十藥新書

澹生堂書目一卷

存

序略曰前十藥如神之妙如仙之靈雖盧醫扁鵲在世亦不過此吁時之方脈用藥不過藥木金石碌碌之常用耳何以得通神至仙奇異決効之藥也予嘗先師傳授此書在於中吳治勞證起死回生者何止千餘人止用得十灰散花蘂石散獨參湯保和湯保真湯太平元消化元病決愈未嘗用後之三食料之藥間或用之則猶遽愈予平生得此妙用受其金銀禮物甚可計也未嘗與一人予今漸老恐此書泯失重録次序一新名之曰勞證十藥神書留遺吾家子孫用之不許亂授外人如違父訓以不孝也時至正乙酉一陽日可久書

於姑蘇養道丹房、

又曰余自髫稚學業醫道、攷究方脉、三十餘年、遍歷江湖、多學廣博者、不過言語文字形容之耳、及至用藥治病、皆不能捷、是以日夜若心用志、務在中病、後遇至人、同處三月、斯人極明醫道、精通方脉、用藥如發矢、無不中的、余曰、必神人也遂拜為師、得授奇方一冊、閱之、或羣隊者、或三四味者、皆余目覩至人用效者也、使予如久旱逢霖、夜行得月、心中豁然自此回至吳中、一用一捷、無不刻驗、信乎奇方、可鋟梓者也余以三餘暇日、將至人所授奇方、併日用決效之法、類成一帙、名曰十藥神書、蓋余用效者、輒記錄之、今西浙大癡道人

與余通家之好用禮求授故錄以奉養生濟人之功用爾昔
至正戊子春正月三陽日可久書於蘇之春先堂
寧獻王序曰藥有奇方醫有妙理非天錫神授世俗而能是
乎古之醫方非不多世之名醫非不衆治療證者皆載於方
冊矣然能知是證而不能治其疾染其疾者而無更生之說
則曰醫所不療之疾也果方之不驗歟醫之不然歟孰不知
犯大難者非神力不能免苟非神聖之功曷能救其死亡耶
是書也非世醫之常方實神授之秘書也胡氏子瞻傳于雲
翱雲翱傳子光齋八十年間治數百人矣未有藥到而不愈
者誓曰不許輕泄妄傳違者同不孝論光齋爲吾王門佳賓

得之、予曰、仁人之心、天下共之、豈特私於家哉、乃取崔氏灸法付之、以倡其書、仍命刊印、博施化　誠不刊之秘書也、得之者、實希世之奇遇焉、可謂生死出于指掌、有是理矣、

程永培跋曰、吾吴天士葉先生危治吐血症皆祖葛可久十藥神書、更參以人之情性、病之淺深、隨宜應變、無過不及、治無不愈、然亦治之於初病之時、與夫病之未經深入者、若至五臟徧傳、雖盧扁亦莫可如何矣、家藏此書有年、幾獲厥望、故亟付梓、然書中僅列十方、世皆以方少忽之、不知十方中錯綜變化、有幾千百方、故復採周氏之説、使人粗曉、業是者更察虛損二字、分自上而下、自下而上、自不敢槩以六味開

手矣。

劉桂曰：葛可久十藥神書，其方治勞損吐血頗有功効，但疑非人。太平九後跋曰：此方利人甚衆，所得既不可勝紀，未嘗妄傳非人，余漸老，恐致泯失，由是編次與子孫，濟人無窮之利云。觀此等語，知其非葛氏之書矣。可久豪傑士也，雖醫術亦所不屑爲之，豈區區言利者哉。姑蘇志有可久傳，稱其著書有《醫學啓蒙》、《經絡十二論》，而不載是書，非其所著也明矣。

續醫說

按：弟堅曰：余嘗疑《續醫說》稱葛可久十藥神書，觀其跋語，知非葛氏之書，而今本則云胡子瞻得之於異人，傳于子孫，一語不及可久矣。頃閱脩月魯般經後錄，其載十藥，又有可久跋，正與其言符，且據李濂《醫史》及《湖海搜奇》，可久之學，特受其父，而是書有先師字樣，益可疑也。然魯般經爲元季明初之書，與可久眉睫相接，則實書之成，殆在可久存世之日，豈以其盛名而然乎。

亡名氏上清紫庭追勞仙方

醫藏目錄一卷

存

老叟自序曰：吾自處世以來，精研藥術，急救濟危，鍼灸明堂，無不詳覽，尋文撿籍，洞視五藏之盛衰，緬懷古人，世莫能究，至如晉景公何爲而死、虢太子何爲而生、吾思刮骨續筋、開腸取病、惟有傳屍之病、最爲難測、雖是患起一身、變動萬種矣、爲醫者、能明脉候、察病根本、如此治療、固不爲難、若差毫釐、則失千里。夫傳屍勞者、皆因三屍鬼疰九蟲傳災、具載其原、以開未悟、

劉淵然序曰、人之百病、莫甚於癆瘵、始於一身、終則延蔓而有滅門之禍、甚則及乎親友、不已慘哉、因存先師原陽趙公手編治癆方論、蓋出紫庭法中、皆前代明師所論治要方法、實爲簡切、間嘗以之施人、無不奇驗、是用鋟刻、以廣流傳、倘苟有是病、而得是書者、不得閑津啓鑰、而可以續命於危急之秋矣、且使人人得以同躋於仁壽、實所願也、洪武二十九

年歲次丙子孟秋章貢體玄子劉淵然書

呂氏復四時變理方

佚

按右見于九靈山房集滄洲翁傳

滑氏壽醫韻

佚

按右見于明史本傳

攖寧生要方

醫藏目錄一卷

未見

醫學引彀

醫藏目錄一卷

未見

滑氏方脉

未見

按右見于古今醫統、

攖寧生補瀉心要

一卷

存

醫學蠡子書

五卷

未見

按右見于浙江通志

項氏昕脾胃後論

佚

餘姚縣志曰項昕字彦章自永嘉來徙幼好方數外大夫杜曉村世業醫受其書讀之稍長學易趙穆仲葉見山後以母病醫誤投藥死痛之乃願志醫術聞越大儒韓明善名往拜之得所藏方論甚富後謁陳白雲受五診奇賅歷試其說皆精良會金華朱彦修來越出金源劉河間張戴人李東垣諸

書示之，所獨疑古方不宜治今病之論，亟治錢塘，見陸簡靜，始悟古今方同一矩度也，又往浙右，見葛可久，論劉張之學，往建業，見戴同父，誤五運六氣，撰要若干篇，授之太醫院張廷玉，善橋引按杌甚奇，所亦事之，盡其技，於是爲人診疾病決死生，無不立驗，諸貴人辟爲掾吏，非所尚也，門人力請著書，作脾胃後論，補東垣之未備，所善辭章，善音律，工繪畫，而獨以醫顯。

醫原

佚

戴良抱一翁傳曰：抱一翁者，東嘉人也，今居越江上，姓項氏

名昕字彦章，晚更自號抱一翁，所著書有竹齋小稿及脾胃後論、別撰醫原若干卷，議論宏贍，未及成。九靈山房集

醫籍考卷五十三

# 醫籍考卷五十四

東都　丹波元胤紹翁　編

## 方論　三十二

### 周定王橚普濟方

明志一百六十八卷　舊脫一百二字、今據四庫全書提要補訂、

未見

明史本傳畧曰、周定王橚太祖第五子、洪武三年封吳王、十一年改封周王、命與燕楚齊三王駐鳳陽、十四年、就藩開封、橚好學能詞賦、嘗作元宮詞百章、以國土夷曠、庶草蕃蕪、考核其可佐饑饉者、四百餘種、繪圖疏之、名救荒本草、闕東書

堂以教世子長史劉淳爲之師，洪熙元年薨。
四庫全書提要曰：普濟方一百六十八卷，明周定王橚撰。是
書古今方劑彙輯成編，橚自訂定，又命教授滕碩長史劉醇
等同考論之。李時珍本草綱目所附方，採於是書者至多。然
時珍稱爲周憲王，則以爲橚子有燉所作，未免舛誤。明史藝
文志作六十八卷，與此不合，則又誤脱一百二字也。凡一千
九百六十論，二千一百七十五類，七百七十八法，六萬一千
七百三十九方，二百三十九圖，採摭繁富，編次詳析，自古經
方無更賅備於是者。其書蒐羅務廣，頗不免重複牴牾，醫
家病其雜糅，罕能卒業，又卷帙浩博，久無刊版，好事家轉相

傳寫舛謬滋多，故行於世者頗罕。善本亡矣。然宋元以來，名醫著述，今散逸十之七八。嫌當明之初造，舊籍多存，今以永樂大典所載諸秘方，勘驗是書，往往多相出入，是古之專門秘術，實藉此以有傳，後人能參考其異同，而推求其正變，博收約取，應用不窮，是亦仰山而鑄銅，煮海而爲鹽矣。又烏可以繁蕪病哉。

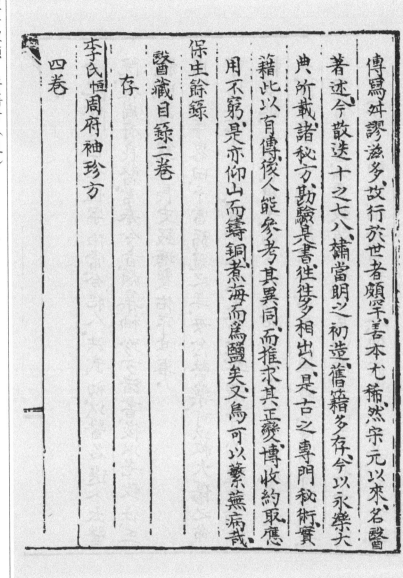

保生餘錄

醫藏目錄二卷

存

李氏恒周府袖珍方

四卷

存

合肥縣志曰、李恒字伯常、合肥人、洪武初以醫名選入太醫院、擢周府良醫、常奉令旨類集袖珍方諸書、後以老致仕、王親賦詩以餞、命長史錢塘瞿佑序其事、

周定王序畧曰、予當弱冠之年、每念醫藥可以救夭傷之命、可以延老疾之生、嘗令集保生餘錄、普濟等方、方雖浩瀚、編輯多訛、至洪武庚午寓居滇陽、知彼夷方山嵐瘴癘、感疾者多、惜乎不毛之地、里無良醫、由是收藥諸方、得家傳應效者、令本府良醫編類錄諸小板、分爲四卷、方計三千七十七、門八十一、名曰袖珍、袖者、易於出入、便於巾笥、珍者、方之妙選

醫之至寶，故名袖珍。數年已來，印板模糊，今於永樂十三年春，令良醫等復校訂正，刊行於世，庶使不失妙方，永滋善事。嗚呼！天高地厚，春往秋來，日陵月替，海水桑田，況人物乎？吾嘗三復思之，惟爲善跡有益於世，千載不磨。昔太上有立德，有立功，有立言。今吾非以徇名，將以救人之疾苦也，將以於世立功也。時歲乙未季秋，書成，廣行印施，豈曰小補云爾。

寧獻王權乾坤生意

明志四卷

存

錢謙益曰：寧獻王諱權，高皇帝十六子，生而神姿明秀，白皙美髯須冉、始能言、自稱大明奇士、好學博古、諸書無所不窺、旁通釋老、尤深于史、洪武二十四年、冊封之國大寧、文皇帝踐祚、改封南昌、恃靖難功、頗驕恣、多怨望、不遂、晚年深自韜晦、益慕冲舉、自號臞仙、建生壙緱嶺之上、數往遊焉、凡群書有秘本、莫不刊布國中、所著通鑑博論二卷、漢唐秘史二卷、史斷一卷、文譜八卷、詩譜一卷、神隱肘後神樞各二卷、壽域神方四卷、活人心二卷、大古遺音二卷、異域志一卷、遐齡洞天志二卷、運化玄樞琴阮啓蒙各一卷、乾坤生意神奇秘譜各三卷、采芝吟四卷、其他注釋數十種、經子九流星曆醫卜黃冶諸術、皆具古今著述之富、無逾王者、又作家訓六篇、寧國

儀範七十四章、

乾坤生意秘韞

一卷

存

壽域神方 崇禎元年、青陽閣重刻作延壽神方、

明志四卷

存

臞仙活人心

三卷

存

苗氏仲通 備急活人方

未見

揚維楨序曰醫莫切於對證證莫切於對藥藥投其對牛溲馬勃癩狗之寶能擅功於一時不然黃金水銀鍾乳琅玕沆之砂婆律之腦嶺蛇之黄中無益其實也餘姚醫學錄苗君仲通論著備急活人方會粹諸家所載祖父所傳江湖所聞及親所經驗者彙成一編世有奇疾醫經所不備醫流所不識獨得於神悟理會而著爲奇中之方此難也夫人不幸抱奇疾至於醫經不備醫流不識遂謂無藥可治使病者待期而盡不亦可悼也哉妄庸者亂投藥餌以探疾重不幸速其

斃，是醫殺之也。是書一出，備醫經之未備，識醫流之未識，使天下不幸抱奇疾，有對疾之證，對證之藥，不重不幸爲妄庸醫之所殺，是不大可慶歟。昔甄權不著方書，其言曰：醫者意也，不可以著書。權蓋以意得者自秘，非淑後之仁也。君推其獨得，嘉與天下後世共，其用心廣狹如何哉。鋟諸梓而過徵予序，於是乎序。（鐵厓集）

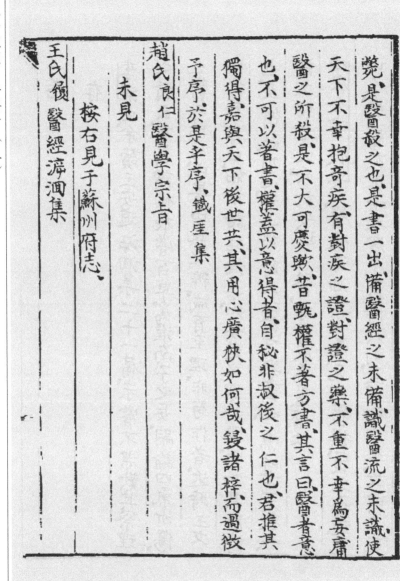

趙氏良仁醫學宗旨

未見

按：右見于蘇州府志。

王氏履醫經溯洄集

一卷

存

李濂曰、余讀王安道溯洄集二十一篇、未嘗不深歎其察理之精、云首篇謂神農嘗百草爲淮南子之妄、嗣論四氣所傷、五鬱二陽病、中暑中熱之辨、咸有至理、非苟作者、近時王文恪公鏊有曰、始余讀溯洄集、知安道之深於醫、不知其能詩也、及脩蘇州志、知其能詩、又工於文與畫也、嗚呼畫末技耳、詩文姑舍是、余於安道之醫、深有取焉爾。醫史

四庫全書提要曰、醫經溯洄集一卷、元王履撰、履字安道、崑山人、學醫於金華朱震亨、盡得其術、至明初始卒、故明史載

入方伎傳中，其實乃元人也。嘗以傷寒論中陽明篇無目痛，少陰篇言胸背滿不言痛，太陰篇無嗌乾，厥陰篇無囊縮，必有脫簡，乃取三百九十七法，去其重複者二百三十八條，復增益之，仍爲三百九十七法。因極論内外傷經旨異同，并中風中暑之辨，撰爲此書，凡二十一篇。其間闡發明切者，如元則害承乃制及四氣所傷，皆前人所未及。他若溫病熱病之分，三陰寒熱之辨，以及瀉南補北諸論，尤確有所見。又以素問云傷寒爲病熱，言常不言變，至仲景始分寒熱，然義猶未盡，乃備列常與變，作傷寒立法考一篇。李濂醫史有履補傳，載其著書始末甚詳。觀其歷數諸家，俱不免有微詞，而内傷餘

議、兼及東垣、可謂少可而多否者、然其會通研究、洞見本原、於醫道中、實能貫徹源流、非漫爲大言、以夸世也、

標題原病式

一卷

佚

百病鈎玄

二十卷

佚

醫韻統

一百卷

佚

按右三書見于醫史補傳

戴氏原禮證治要訣

十二卷

存

醫史補傳畧曰戴思恭字原禮以字行婺州浦江人也家世儒業究心醫術而志在澤物少隨父垚徒步至烏傷從朱丹溪先生遊先生見其穎悟絶倫乃盡授其術原禮以之治療諸病往往奇驗甚衆當時遊丹溪之門者弟子頗多惟原禮父子最得其傳父發卒原禮盛行浙之東西晚年遭際聖明

以名醫被徵爲 御醫積官至太醫院使宋學士景濂有文贈之亟稱其醫術之妙非一時諸人可及平生著述不多見僅有訂正丹溪先生金匱鉤玄三卷間以己見附著其後又有證治要訣證治類方類證用藥總若干卷皆隱括丹溪之書而爲之君子以爲無愧師門云

錢曾曰戴元禮證治要訣十二卷復菴受文皇寵顧供奉之餘著爲此書正統八年春朝鮮入海捕魚風飄至浙江官軍以爲倭寇擒獲解京收候飢寒困苦復菴悉衣糧供贍之卒使之寧歸其存心濟物如此是書惟以活人爲念有功于醫道豈淺鮮哉吳文定公錄而藏于叢書堂重其人并以重其

書也、
按先子曰、復菴一書、不言及脉、其意何也、許胤宗嘗謂、醫特意耳、思慮精則得之、脉之候、幽而難明、吾意所解、口不能宣也、復菴其有見于斯乎、
又按供贍朝鮮夷人之困苦者、淅江通監察御史陳嚴也、陳時刊行是書、故祭酒胡濙序言及于斯、錢氏誤爲復菴所爲者何、

證治類方
十二卷
存

類證用藥

國史經籍志一卷

未見

戴復菴方書

未見

桉右見于絳雲樓書目、

推求師意

二卷

存

汪機序曰、夫師者指引之功也、必須學者隨事精察、真積力久而予師之，引而不發者，殆得見其躍如者焉，苟或不然，師者未必能引進，學者未必能起予，二者須失之也，夫何益之有哉，故曰不憤不啓，不悱不發，舉一隅不以三隅反則不復也，其斯之謂歟，予于歙之名家獲覩是編，觀其中之所語，皆本丹溪先生之意，門人弟子推求其意，而發其所未發者，此所謂引而不發，而得其躍如者焉，予深喜之，遂錄以歸，後休之率口項君恬以疾來就予治，予邑石墅陳子楠以醫而過予館，因出以示之，二人者心意相得，一則曰是可以養于吾疚也，一則曰是可以補于吾醫也，乃相告于予曰，吾二人共梓之以垂不朽，何如，予曰，醫乃仁術也，筆之于書，欲天下同歸于仁也今若刻布以廣其傳則天下病者有所養而天下醫者有所補其仁恵及于天下大矣豈特二子然哉此予之所深嘉也又能善推予之所欲推矣因題之曰推求師意故僭序之以志喜焉

四庫全書提要曰推求師意二卷明戴原禮撰原禮卽校補朱震亨金匱鈎玄者也是編本震亨未竟之意推求闡發筆之於書世無傳本嘉靖中祁門汪機覩其本於歙縣始錄之以歸機門人陳桷校而刊之其名亦機所題也考李濂醫史有原禮補傳稱平生著述不多見僅有訂正丹溪先生金匱鈎玄三卷間以己意附於後又有證治要訣證治類方類證

用藥，若干卷，皆隱栝丹溪之書而爲之，然則此二卷者，其三書中之一歟，原禮本震亨高弟，能得師傳，故所錄皆秘旨微言，非耳剽目竊者可比，震亨以補陰爲主，世言直補真水者，實由此開其端，書中議論，大率皆本此意，然俗醫不善學震亨者，往往矯枉過直，反致以寒涼殺人，此書獨能委曲圓融，俾學者得其意而不滋流弊，亦可謂有功震亨者矣，

葉子子奇醫書節要

十卷

未見

按右見于浙江通志，引括蒼彙紀，

伍氏子安活人寶鑑

十卷

未見

江山縣志曰、伍子安幼通經史、長遂於醫、請者如市、皆不責報、郡守張實薦爲御醫、所著有活人寶鑑十卷、學士宋濂志其墓、

徐氏彥純醫學折衷

佚

劉氏純玉機微義

醫藏目錄五十卷

存

自序曰、醫書、自内經而下、歷數千載、善斯道而作者、非一人、其間有言診者、有論證者、有集方者、莫不皆裨於世用、然奧妙之旨、奚所發揮、雖世異、病殊、以方取驗、若出一人之手、迨不知世運之遠、作者之衆、然人同此心、心同此理、漢張仲景本經旨傷寒之法、言診論證、以例處方、後之學者、得有所據、晉唐以來、其道益廣、用其法者不一、或止言雜病診證、或求奇示怪、秘而不傳、好事者、慕其風而繼作、或止摭於方、雖有一源一意之可觀、又非百代可行之活法也、始純從學於江左馮先生庭幹、間嘗請其義、授以會稽徐先生所著書一帙、觀其法求其意蓋出於内經非前所謂也且古今作者非一人其法各得一意而後人執之該治不知通變之法與經旨多相違戾不無得失是以先生究探古今作者源意摭金劉守真元李明之朱彥脩諸氏論集本於經旨而折衷其要發明中風痿痰泄瘧諸門診證方例非一源一意而有通變乎百證千方者斯爲古今可行之活法也歟豈止集方而已先生諱彥純字用誠蚤歲嘗客吳中以春秋教授鄉之後彥今没十有二年始遇其從弟用中獲詢先生學行知深於醫者也又嘗見其本草發揮竊意前書必有全帙惜今不可見矣嗚呼歲月云邁九原不作幸而遺墨昭然生意如在以先生所

著取欬熱火暑燥濕寒等門、診證方例、妄意續于諸門之末、雖心同理、而不免獲狂僭之過、因擬諸内經至數至名之日、乃自其書曰玉機微義、未知其果是否、後之明哲、有所正焉、於是乎書、旹洪武丙子三月朔旦、吳陵劉純序、

四庫全書提要曰、玉機微義五十卷、明徐用誠撰、劉純續增、用誠字彥純、會稽人、純字宗厚、咸寧人、用誠原本名醫學折衷、分中風、痿、傷風、痰飲、滞下、泄瀉、瘧、頭痛、頭眩、欬逆、痞滿、吐酸、痓、癘風、破傷風、損傷、十七類、純以其條例未備、又益以欬嗽、熱、火、暑、濕、燥、寒、瘡瘍、氣、血、内傷、虚損、積聚、消渴、水氣、脚氣、諸疝、反胃、脹滿、喉痺、淋閟、眼目、牙齒、腰痛、腹痛、心痛、癍疹、

黄疸、霍亂、厥、痺、婦人、小兒、三十三類、始改今名、仍於目録、各註續添字、以相辨識、或於用誠原本十七類中、有所附論、亦註續添字以别之、是二人相繼而成、本書可據、明史藝文志唯著劉純之名、蓋失考也、其書雖皆採掇諸家舊論舊方、而各附案語、多所訂正、非餖飣鈔撮者可比、嘉靖庚寅、延平黄焯刻於永州、首載楊士奇序、知二人皆明初人、士奇序謂二人皆私淑朱震亨、今觀其書信然、又謂北方張元素再傳李杲、三傳王好古、南方朱震亨得私淑焉、則於宗派源流、殊爲舛迕、張李王之學、皆以理脾爲宗、朱氏之學、則以補陰爲主、去河間一派稍近、而去潔古東垣海藏一派稍遠、遺書具存、可以覆案。王禕青巖叢錄曰：李氏弟子，多在中州，獨劉氏傳之荆山浮圖師，師至江南，傳之宗中人羅知悌，南方之醫皆宗之。云其宗派授受，亦極明白，士奇合而一之，誤之甚矣。

醫經小學

明志六卷

存

自序曰：醫，意也，臨病立意，以施治也。其書內經，載運氣、病源，靡不悉備，候天地之變，究疾病之機，盡調治之理，此神聖愛人之仁，拯羸救枉，濟物之至道也。醫道斯立，秦越人演其精義，述難經，漢張仲景論傷寒，用藥定方，晉王叔和集次，及

撰脉經以示後學，亦至哉。經去聖遠，遺文錯簡，後學專方而
惑意。幸唐太僕令王冰重整其義，啓大法之幽玄，釋神運之
奥妙，析理於至真之中，俾學者遇證審脉，用藥去病，根本無
貽損，醫之道明矣。而其爲法制勝伐其勢，資化助其生，扶危
定亂之功，本諸經論，知氣識病，治理得焉。嗟乎，學必本於經，
病必明於論，治必究於方，而能變通而無滯，斯能盡夫立醫
之意矣。昔丹溪朱先生以醫鳴江東，家君親從之游，領其心
授。紘生晚學陋，承親之訓有年矣，其於經論習而玩之，頗嘗
得其指歸。不自揆度，竊以先生之旨，輯其醫之可法，本諸經
論之精微，節目更爲定次，歌語引例具圖，以便記習。至於脉

訣之未備者、亦爲增正名、曰醫經小學、蓋欲初學者、得以因流尋源、而不蹈夫他歧之惑、有志於古神聖愛人濟物之道者、其無誚愚以管窺而蠡測、或有未至、矜其志而加正焉、則不惟醫道之幸、亦斯民之幸也、洪武二十一年冬十一月朔旦吳陵劉純序、

揚士奇序畧曰、往年副都御史陳公有戒刻劉純所輯醫家玉機微義、以爲施治之資矣、又欲爲施教之資也、并刻純所輯醫經小學以傳、其書首本草、次脈訣、次經絡、次病機、次治法、次運氣、凡六卷、一本於素問靈樞難經、及張仲景王叔和、至近代劉守真張潔古李明之朱仲脩諸家之書、撮其切要

綴爲韻語類粹以便初學本末條理明切簡備醫學之指南

而端本之書也凡善學者皆務本况醫人之司命其可昧本

而苟乎哉學醫者誠能熟究是書融會於心將所行皆正途

所用皆正法觸類長之於歲論十全何有哉此書非劉氏莫

之爲非陳公亦莫之傳學醫之幸生民之幸也純字宗厚吳

陵人其父叔淵仲脩之高弟授受有自云

雜病治例

醫藏目錄一卷

存

四庫全書提要曰雜病治例一卷明劉純撰是書成於永樂

戊子術附蘭室誓戒四則、敘其父橘泉翁受醫術於朱震亨、純承其家學、又從其鄉馮庭幹許宗魯邱克容游、盡得其法、因撮舉綱要、著爲一編分七十二證、每證各標其攻補之法、蓋皆其相傳口訣、故略而弗詳、初無刊本、成化己亥、上元縣知縣長安蕭謙、觀政戶部時奉命賞軍甘州始從純後人得其本、爲鋟版以傳、

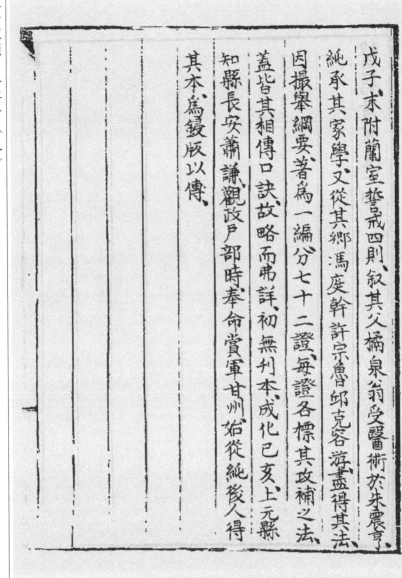

醫籍考卷五十四